1か月で薄毛患者300人を治療する医師が書いた

女性の薄毛
美髪バイブル

女性の髪の悩みは8割治せる!

なおみ皮フ科クリニック院長
梶田尚美

現代書林

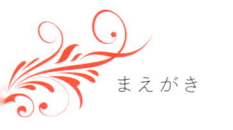

まえがき——あなたの薄毛、治せます

「分け目の部分が薄くなってきた……」

「シャンプー後の抜け毛が増えた」

「髪の毛全体にボリュームがなくなってきた」

「頭頂部の地肌が透けて見える……」


こんな悩みをお持ちではないですか？

薄毛で悩んでいる女性は本当に多くいます。**悩んでいるのはあなただけではない**のです。

私が本書でみなさんに最も伝えたいこと——。

それは**「薄毛は治せる！」**ということです。

女性の薄毛は8割以上が治療で改善できます。今は最先端のすばらしい治療法が何種類もあります。まずはそのことを知っていただきたいのです。

私が院長を務める岐阜のクリニックでは、女性の薄毛治療に力を入れていますが、来院する患者さんの多くがこのようにおっしゃいます。

「薄毛がクリニックで治療できるなんて今まで知らなかった」

「もっと早く来たかった！」

どこに相談すればいいのか、そもそも治療ができることもご存じなくて、市販の育毛ローションなどをあれこれ試してきたという人が多いのです。

薄毛の治療に来られる方は大きく二通りです。

ひとつは、当クリニックでほかの治療（皮膚科、美容皮膚科）を受けに来て、「薄毛治療」を知ったという方。

もうひとつは、ＨＰやブログ、私の講演などで知ったという方です。

しかし、これでは限界があるのも事実です。

今回、もっと広く、一人でも多くの方に薄毛治療について知っていただきたいという思いから、書籍という形で世に出させていただくことにしました。

女性の薄毛の悩みは本当に深刻です。

実は、私自身も薄毛に悩んだ経験があります。だから、その気持ちがよくわかるのです。

薄毛の悩みって、本当に人に話しづらい……。人知れず、自分だけで悩んでいる人も少なくありません。

このまま薄毛が進行したらどうなってしまうのかという不安。自分に自信が持てなくてオシャレが楽しくないつらさ……。

でもそんなあなたに「大丈夫ですよ」と心から伝えたい——。

もう一度、言います。薄毛は治せるのです。

ここでちょっと私の自己紹介もかねて、当クリニックについて紹介させてください。

私の生まれ育った地である岐阜に開業して14年経ちます。

皮膚科、美容皮膚科として、皮膚病の治療やニキビ、美肌・美白などの美容治療などを行ってきました（もちろんこうした治療は現在も行っています）。

開業当初より薄毛の治療も行っていましたが、患者さんは男性がちらほらいらっしゃるぐらいで、女性はほぼゼロでした。

ところが2~3年すると女性の患者さんが増えてきました。「薄毛がクリニックで治療できる」ということがだんだん知れ渡ってきたのでしょう。

後にお話しするように、当時はちょうど私自身が薄毛で悩んだ時期でもあり、薄毛治療に力を入れるようになりました。

そうこうするうちにクリニック全体として患者さんが増えてきたため、最初に開院した場所が手狭になってきました。

そこで今の場所に引っ越したのですが、その際に最新の薄毛治療用の機器を取り入れ、ヘッドスパの設備も整えました。

最近では薄毛の治療について、テレビや雑誌から取材を受けることも増えてきています。

また先に述べたように、美容関係の講演会に呼ばれることも多いのですが、そこでも薄毛の話をすると、多くの方が身を乗り出さんばかりにして聞いてくださるのです。薄毛治療に対する関心の高さを感じます。

もちろん、みなさんの関心の度合いからいえば、シミやシワなど美肌のほうが高いのでしょうが、薄毛の話を聞く機会自体があまりないようで、その後のお問い合わせが非常に多いのです。

「実は悩んでいたんです！」

「治療ができるなんて知りませんでした」

みなさん、このようにおっしゃいます。

とにかく治療ができることを知ってほしい。そしてクリニックにアクセスしてほしいと思います。

本書はまず私自身が薄毛に悩み、それをどのように克服したかという話から始め、みなさんと同じ目線で悩みを共有し、治療法についてわかりやすく説明していきます。

また当クリニックで実際に薄毛を改善した方の体験談やアンケート、さらには薄毛を予防するためのヘアケアや生活習慣についても述べていきます。

私と一緒に髪の悩みにサヨナラしましょう！

２０１９年６月

医師　梶田尚美

目次

Prologue

私も「薄毛・抜け毛」で悩んでいた

Chapter 1

女性の薄毛、抜け毛が増えている!?

Chapter 2

毛根が生きていれば薄毛は治る！

――治療最前線――

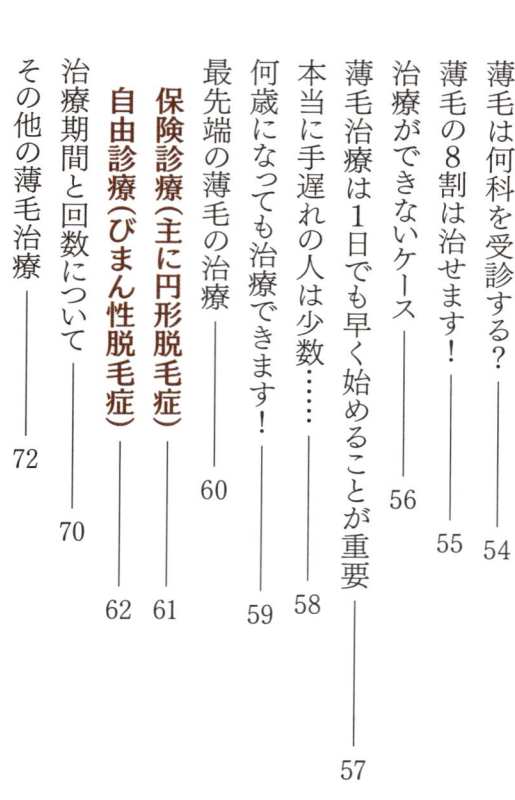

Prologue

私も「薄毛・抜け毛」で悩んでいた

出産後の私を襲った「衝撃の出来事」

私が抜け毛に悩んだのは産後のことです。

子どもは二人いますが、一人目を産んだのは38歳。高齢出産の部類に入りますが、安産でした。産後も母子ともに健康で順調そのものだったのですが、ひとつ気になったのが、ほかならぬ「抜け毛」でした。

出産後の抜け毛は産後脱毛症、分娩後脱毛症と呼ばれ、多くの経産婦さんが経験することです。

妊娠中はどうしても赤ちゃんに栄養が行ってしまうし、女性ホルモンの変化によって抜け毛が起こりやすくなります。

私も医師ですから、もちろん知識としてあらかじめわかっていたのですが、実際に抜け毛を目の前にするとショックなものです。

特に私の場合は、「こんなに抜けて大丈夫なの？」というぐらいゴソッと抜けて、とても不安になりました。

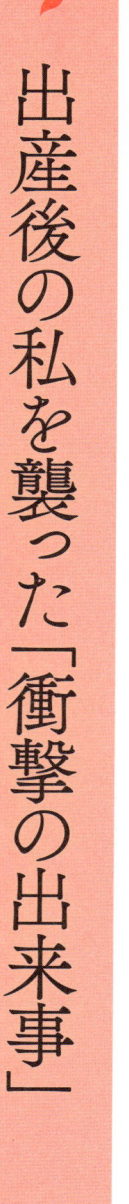

お風呂の排水溝にたまる抜け毛を見るのも恐ろしくて……。

薄毛の患者さんで「今日は何本抜けたんです」と抜け毛の本数を数える人がいます。「今日は昨日より多かった」とか。かえってストレスになるので数えないほうがいいのですが、気持ちは本当によくわかります。

母にも心配され、治療を決意

その後も抜け毛は増え続け、産後3か月もするとハッキリ地肌が透けて見えるほど、スカスカの状態になってしまいました。

このときの状態が【写真①】です。

女性としてこれはショックですよね。自分でかわいそうになってしまうほどの薄さでした。もちろん人にもわかってしまうような状態。母にも「大丈夫なの？」と心配されていました。

高齢出産ということも関係していたと思います。髪の毛はどうしても年齢とともに細く、弱くなります。そこに出産が重なるわけですから、かなりの負担がかかるわけです。

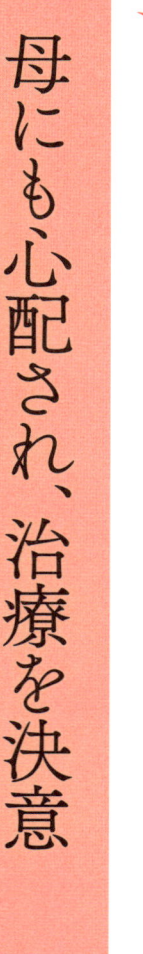

産後の抜け毛は一時的なもので、自然に元に戻ることも多いのですが、中にはそのまま薄毛が進行していく人もいます。

それを考えると、これはもう放っておけないと思い、薄毛の治療を開始することに

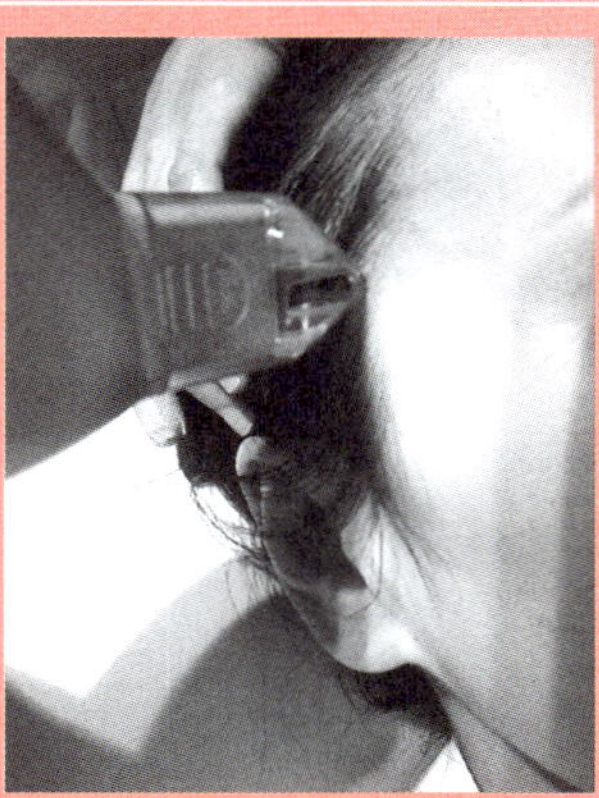
［写真②］発毛用レーザーでの治療を2週間に一度行いました。

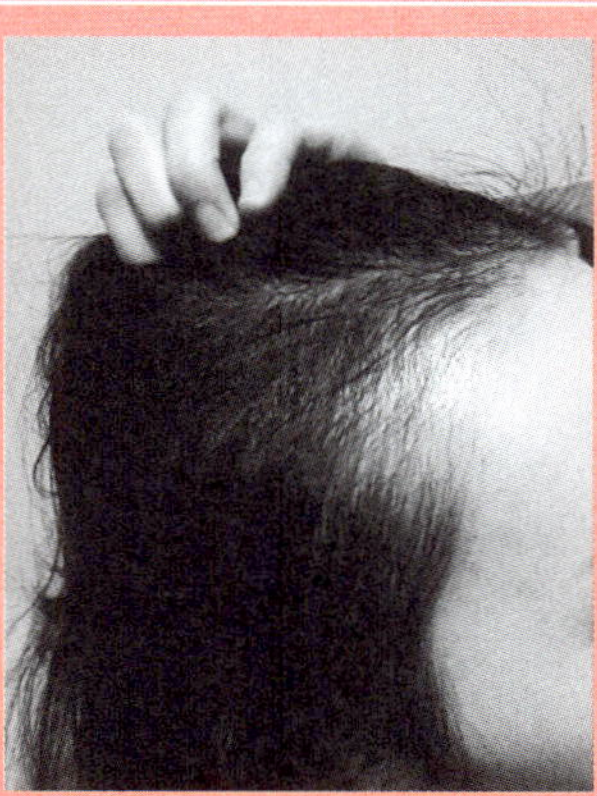
［写真①］産後3か月の頃。地肌が見えて悲しい気持ちでした。

しました。

クリニックに発毛用レーザーがあったので、まずはそれを2週間に一度行いました。

この治療の様子が【写真②】です。次ページの【写真③】はちょっと痛そうな顔をしていますね。レーザーですから多少、弾くような痛みがあります。でも発毛のためと思えばまったく気になりません（笑）。

レーザーをした後に、炭酸ミストスプレーで血流を良くして、「ミノキシジル」を浸透させます【写真④】。これでさらに発毛効果をアップさせます。ミノキシジルは、「リアップ」の成分としても知られる発毛成分です（P69参照）。

最後にマッサージです。さらに頭皮の血

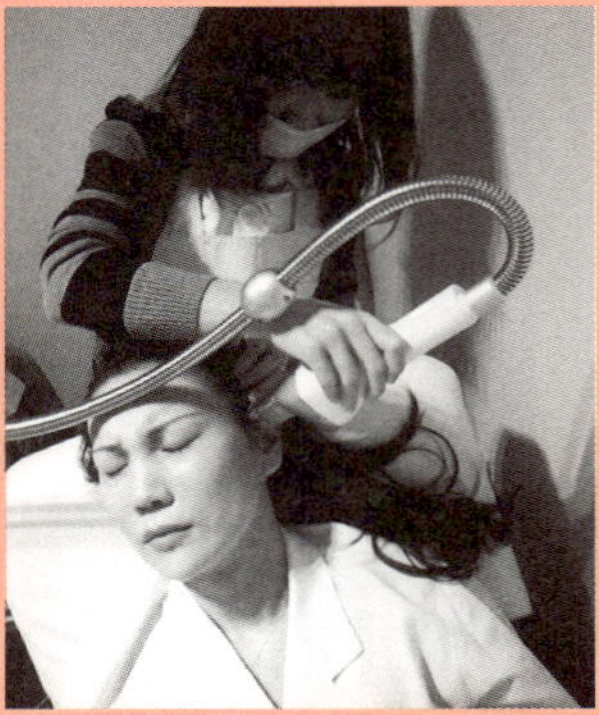

［写真③］レーザー治療は弾くような感覚がありますが、慣れれば大丈夫。

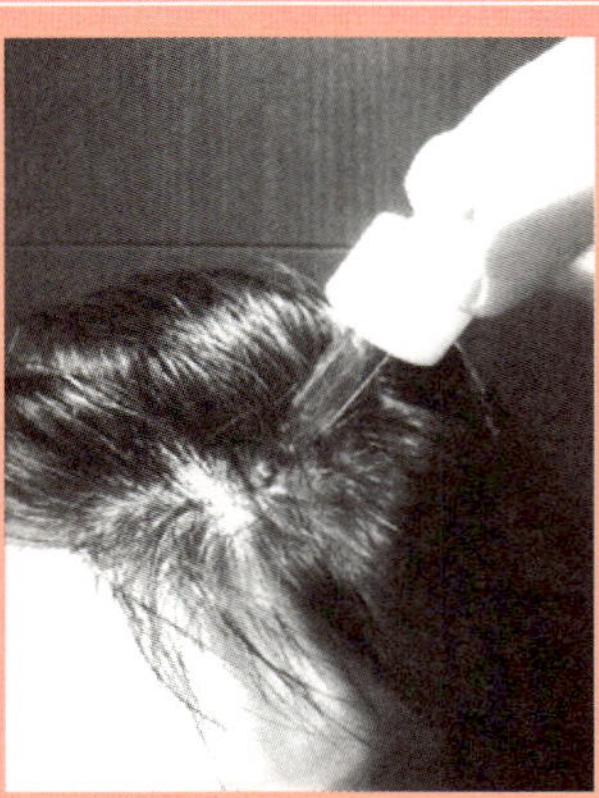

［写真④］ミノキシジル含有育毛ローションを頭皮に。

行が良くなり、髪が元気になります。今度は打って変わって気持ちの良さそうな表情の私です（笑）【写真⑤】。

授乳中だったので、薬が飲めず、治療はこれのみでしたが、続けるごとに見る見る抜け毛が減っていくのを実感。

2か月ほどしたら特に生え際がめきめき生えてきました。そしてさらに3か月後が【写真⑥】です。

前髪のように見えますが、実はこれは抜けた毛が伸びてきて、ほかの部分と揃ってなくて短いから、前髪のように見えているだけなのです。まわりの人にも「前髪を作ったんですね」と言われるようになりました。

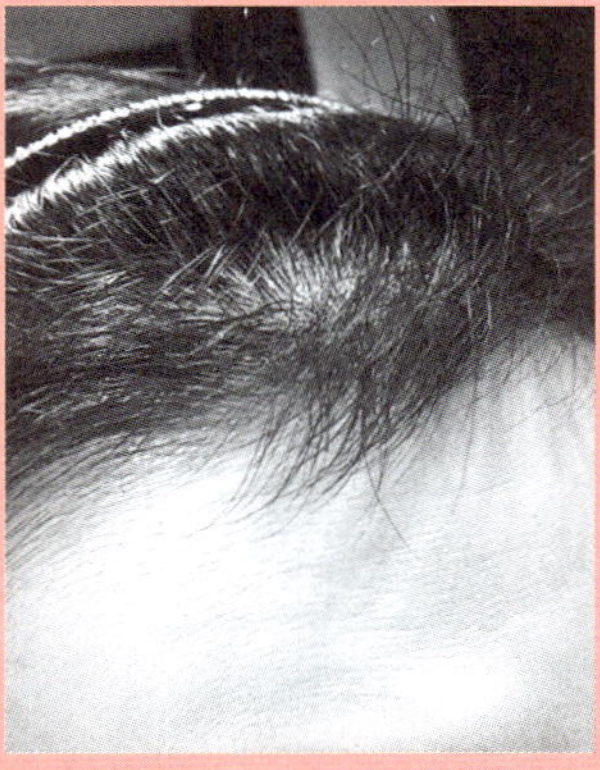

［写真⑥］治療開始から約5か月後。短い髪が生えてきました。

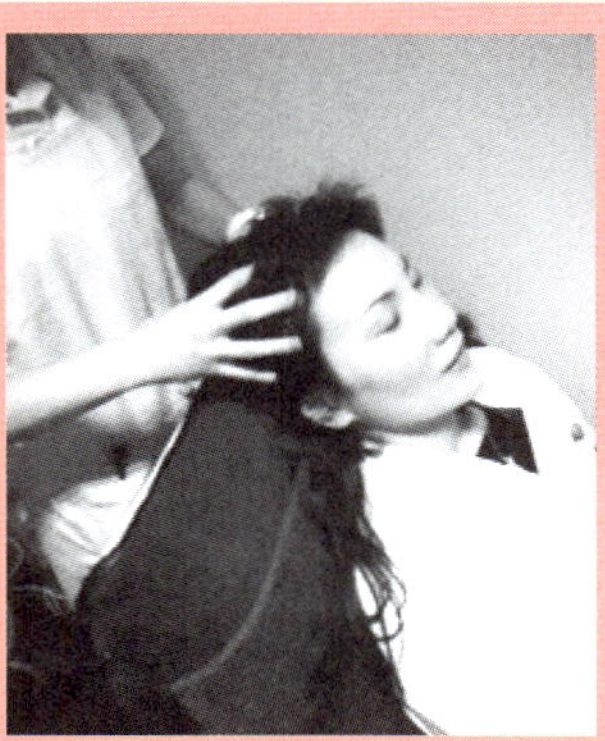

［写真⑤］頭皮マッサージは、ぜひやってほしいセルフケアです。（P106参照）

さらに3か月後にはほぼ元に戻りました。
本当にホッとしました。

二人目の出産後の抜け毛

一人目出産の3年後、二人目を妊娠しました。

ちょっと余談になってしまうのですが、二人目はちょっとしたハプニングに見舞われた出産でした。

二人目ということもあって、産休を取らずに予定日ギリギリまで仕事をしていました。その日は診察をしているうちに陣痛が来たのですが、「もう少しで終わるから」と我慢して仕事を続けていました。

ところが午後7時半ごろになると我慢できない陣痛に襲われ、慌てて車で産婦人科に向かうことになりました。

その車中で破水……。赤ちゃんがどんどん下りてくるのがわかり、必死で赤ちゃんの頭を手で押さえながらやっと産婦人科に到着。安心したせいか、なんと玄関で生まれてしまったのです。

産婦人科の先生に「車中というのは聞いたことがあるけれど、玄関というのは初めてのケースです」と驚かれてしまいました。

そんなハプニングはあったものの、出産としては超安産でした。オーバー40の高齢出産でしたが、二人目も元気に生まれてきてくれて感謝です。

そしてやはり気になるのは抜け毛のこと。

一人目のときのことがあったし、さらに年齢を重ねていることもあり、今回も相当抜けるのだろうなと覚悟はしていました。

しかしフタを開けてみると意外にも、1回目のときほどは抜けませんでした。

一人目は母乳でしたが、二人目はミルクにしたので、それも関係しているのかもしれません。

とはいえ、やはり抜け毛はあったし、そのまま進行してもイヤなので、早めに治療を開始しました。

最初はミノキシジル配合の育毛剤を使用しました。これはクリニックのオリジナルで、毎日の洗髪後に使います。

さらには液体窒素療法も開始。これも後から述べますが、液体窒素で頭皮を刺激する治療です。これで完全に髪の元気を取り戻すことができました。

薄毛の悩み、私が解決します！

自分の体験から、私は女性の薄毛の悩みが痛いほど理解できます。みなさんに元気な髪の毛を取り戻してほしいと心から思います。

薄毛治療はなぜか誤解をされていることが多いようです。

ひとつはまえがきでも述べたように、**クリニックで治療ができるということがあまり知られていない**ことです。

もうひとつは**薄毛の治療にはお金がかかるという誤解**です。これは高額な育毛・増毛サロンやウイッグなどと同列に考えられていることが大きいように思います。

当クリニックにも「ウイッグに何十万もかかった」とか「育毛サロンが高額なので払えないと言ったら、ローンをすすめられた」という患者さんが来られます。症状によっては保険が適用される場合もあるし、自由診療も明朗会計、予算に合わせて治療計画を立てることも可能です。もちろんサロンの育毛・増毛やウイッグもいいところがあると思いますが、まずはクリニックの治療を考えてみていただきたいのです。

薄毛治療はここまで進んでいる！

後で詳しく述べますが、男性と女性では薄毛の治療が異なります。

男性用には以前から特効薬がありましたが、最近まで女性用には良い薬がなく、治療もこれというものがありませんでした。「これ以上の抜け毛を増やさない」といった保存的な治療にとどまっていたのですね。

ところが近年、**女性の薄毛治療は目覚ましく進化**しています。**女性向けの飲み薬が開発され、レーザー治療、注射療法など、治療方法もいろいろ選択できる**ようになっています。

そしてこれらの最先端の治療があるからこそ、「薄毛は8割以上改善する」と自信を持って言えるのです。

薄毛に悩んでいる方が本書を読んでいただき、将来に希望を持っていただくこと、笑顔になっていただくことが、私の心からの願いです。

私は今も季節の変わり目などにちょっと抜け毛が増えると気になります。年齢的にも更年期を迎えつつあるのですが、やはり更年期は抜け毛が増えて髪が細くなることも多くなります。

ですから現在も予防的に飲み薬は飲んでいます。ヘアケア、薄毛対策については後に詳しく述べますが、要は私自身も現在進行形で抜け毛と戦っているわけです。みなさんにも、同じ仲間と思って気軽に受診していただければと思います。

では次の章から、薄毛の原因と治療法について、述べていくことにしましょう。

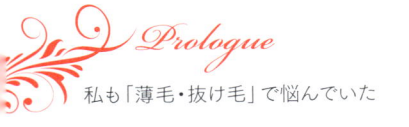

あなたのヘアは大丈夫？　薄毛診断チェックリスト

髪の毛が細く、柔らかくなってきた	
髪の毛のハリやつやが失われてきた	
全体的にボリュームがなくなってきた	
分け目の部分が薄くなった	
つむじのまわりが薄くなっている	
排水溝に抜け毛が詰まる	
短い毛が抜ける	
くせ毛が増えた	
ヘアスタイルが決まらなくなった	
枕に何本も抜け毛がつく	

＊この中でひとつでもチェック事項があれば薄毛が始まっている可能性があります。

comic column ❶

薄毛って治療できるんだ!

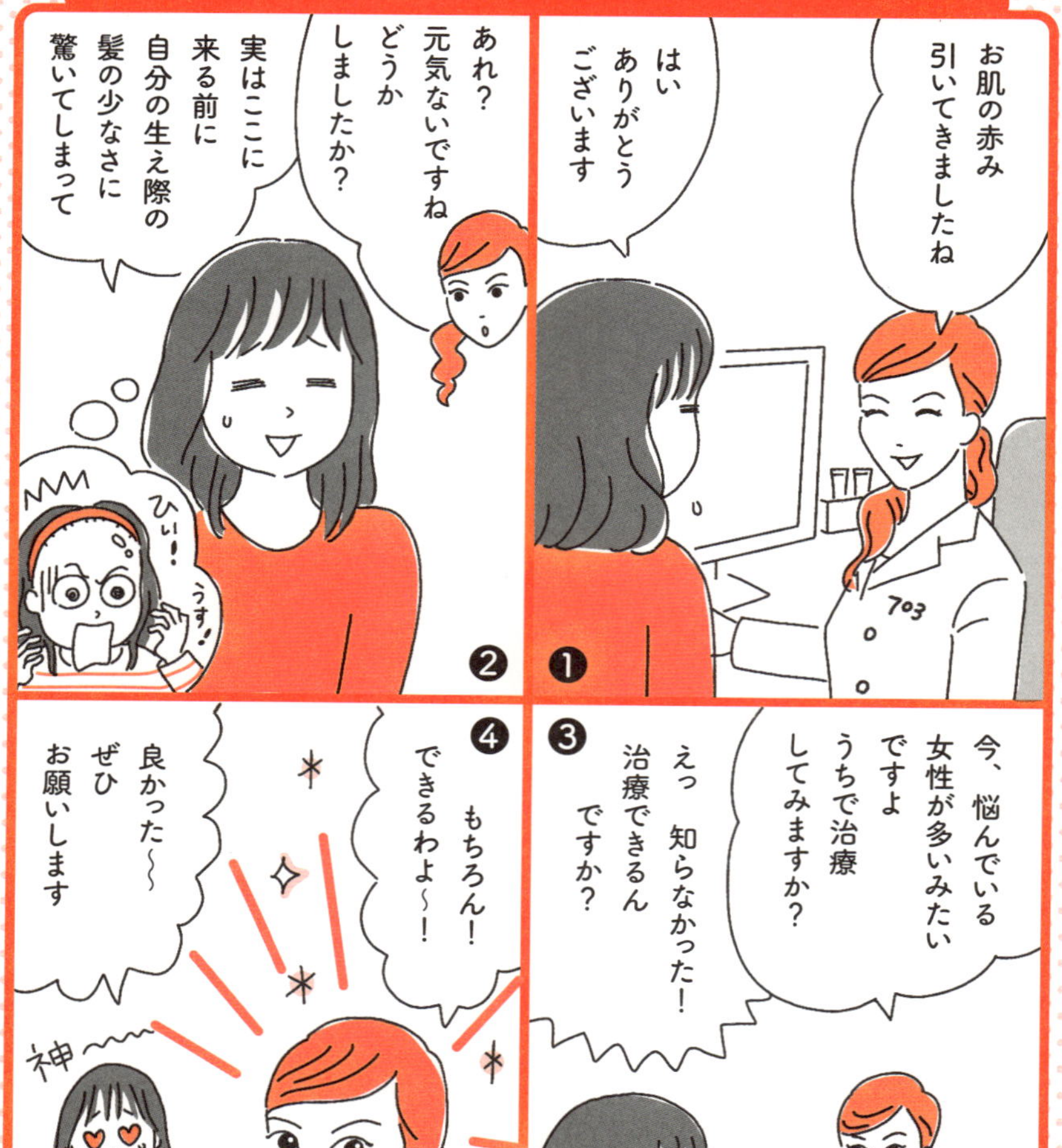
❶
お肌の赤み引いてきましたね
はい ありがとうございます
❷
あれ? 元気ないですね どうかしましたか?
実はここに来る前に自分の生え際の髪の少なさに驚いてしまって
ひぃ!
うす!
❸
今、悩んでいる女性が多いみたいですよ うちで治療してみますか?
えっ 知らなかった! 治療できるんですか?
❹
もちろん! できるわよ~!
良かった~~ ぜひお願いします
神~~

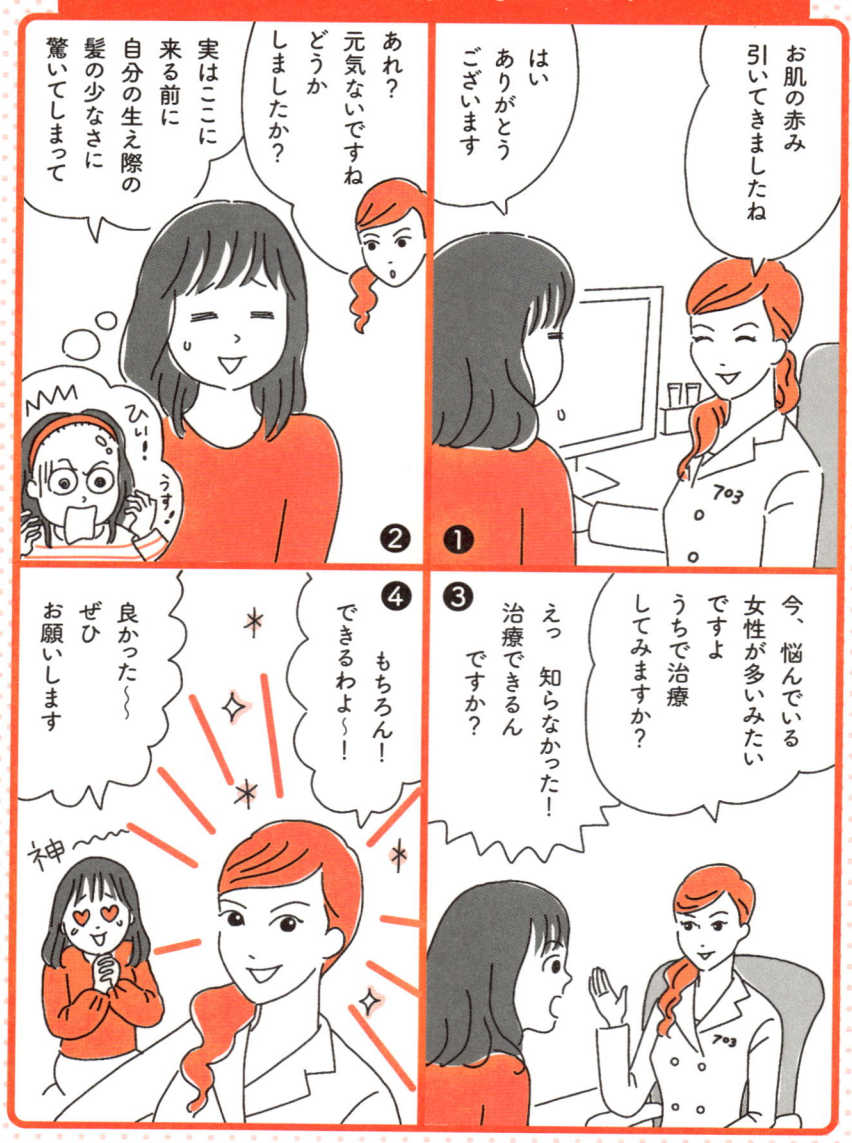

Chapter 1

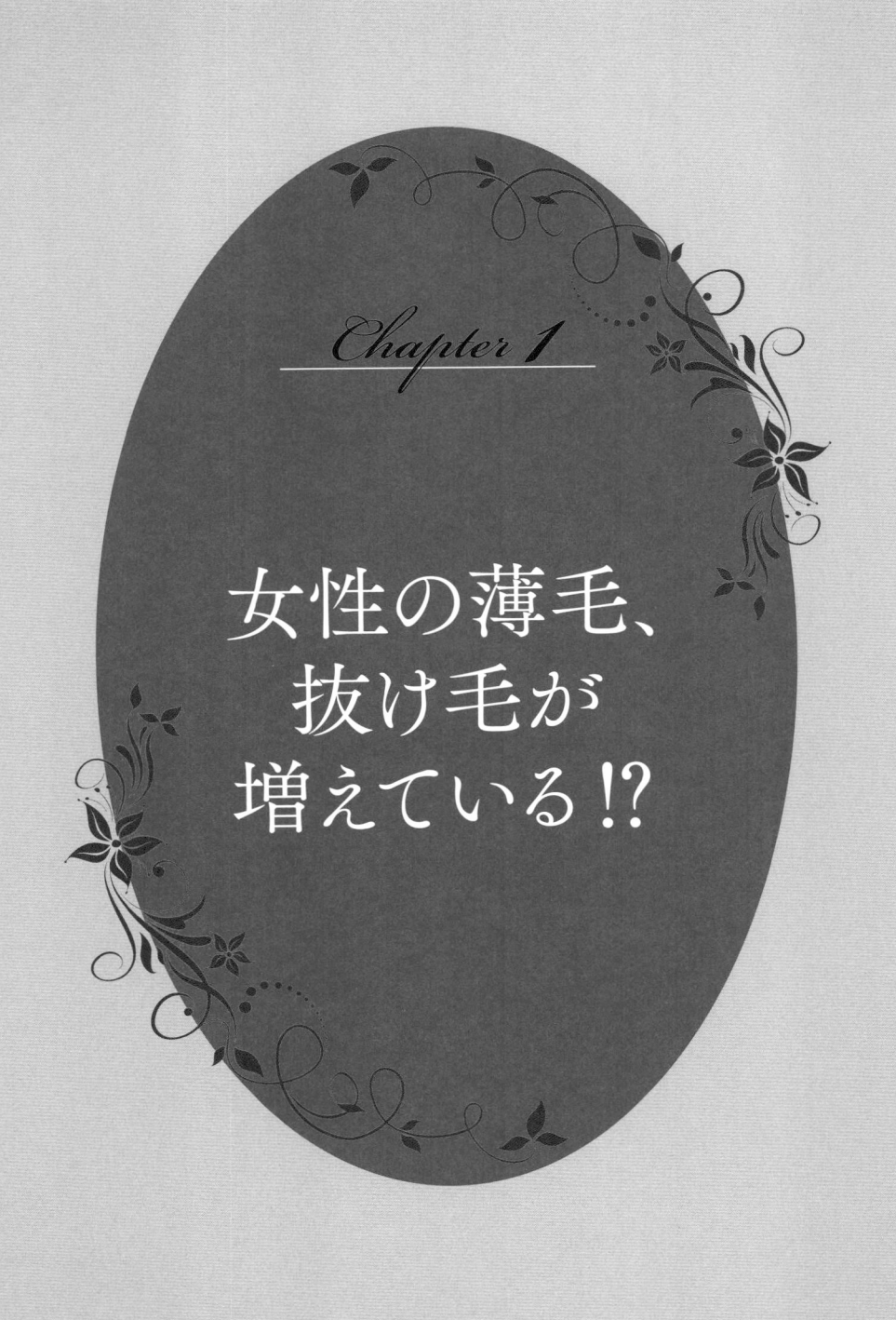

女性の薄毛、抜け毛が増えている!?

女性の薄毛、抜け毛が増えている理由

まえがきでも述べたように、最近では雑誌などのメディアに取り上げられることも増え、女性の薄毛に関心が高まっています。

メディアでは「女性の薄毛が急増中」などと書かれることも多いのですが、実際に薄毛の人が増えているかどうか、統計上のことはわかりません。

ただ当クリニックに薄毛治療のためにいらっしゃる患者さんが急増していることは間違いないです。

ひとつは「薄毛はクリニックで治療できる」という認識が広まったことがあると思います。

今までは薄毛が治療できると知らず、自分で育毛剤などを買って対処しようとする人がほとんどだったと思います。知らなければ受診もできませんから。

さらに社会を広く見渡してみれば、ストレス、過度のダイエットなど、薄毛を引き起こす原因となることは、確かに増えていると思います。

薄毛を引き起こす原因はいろいろあります。

ご自分が薄毛になっているとしたら、原因が何なのか、それを特定することが大事です。

ただ、原因はひとつだけでなく、いくつかに渡っている場合も多いと思います。

本章ではなぜ薄毛になってしまうのか、薄毛の原因を探っていきます。

その前に、まずは髪の毛の構造、サイクルについて簡単に説明させてください。

毛母細胞は髪の毛を作り出す「髪の毛工場」

髪の毛は毛穴の奥の毛根にある「毛母細胞」によって作られます。

毛根の先にある丸い部分が毛球です。この毛球にある毛乳頭から指示が出ると、毛母細胞が分裂して、それが髪の毛となって成長していきます。

毛母細胞は毛細血管から血液や酸素を受け取ることで分裂を繰り返します。毛母細胞が順調に分裂すれば髪の毛は健康に成長しますが、何らかの理由で毛母細胞の分裂がうまくいかなくなってしまうこともあります。

栄養不足、血行不良、ホルモンの作用、ストレス、睡眠不足など、原因はいろいろです。

要するに、**髪の成長のためには「毛根」「毛母細胞」が健康であることがとても大切**なのです。

毛根のしくみ

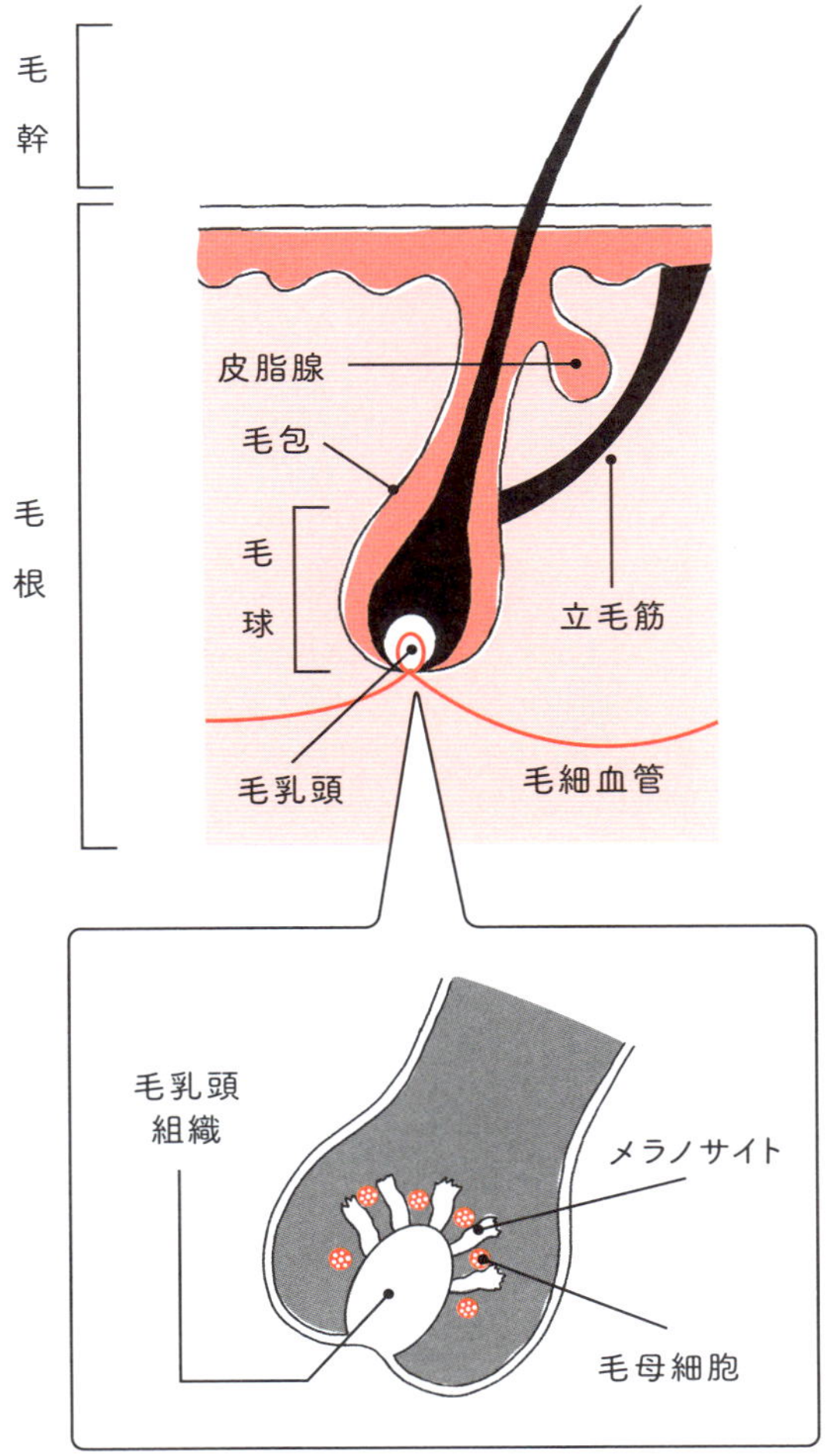
毛幹
毛根
皮脂腺
毛包
毛球
立毛筋
毛乳頭
毛細血管
毛乳頭組織
メラノサイト
毛母細胞

髪の毛の一生（ヘアサイクル）

髪の毛は一生を通じて、「生えて抜ける」を繰り返していきます。髪の寿命は4年から6年ほどといわれます。

これを「毛周期（ヘアサイクル）」といいます。髪の毛が生えてから自然に抜け落ち、新しい毛が生えてくるという新陳代謝のサイクルです。

このサイクルは「成長期」「退行期」「休止期」に分かれます。

＊成長期：髪の毛が生えて伸びていく時期です。毛母細胞が活発に分裂して、髪の毛を成長させ、古い髪の毛を押し出していきます。この期間は2年から6年といわれ、髪の毛全体の8割がこの成長期にあるといわれます。古い髪の毛は自然に抜け落ちていきます。

＊退行期：髪の毛の成長が終わり、毛母細胞から離れていきます。この期間は2～3週間です。

＊休止期：髪の毛がだんだん上のほうに押し出されていき、抜けるのを待つ時期です。毛根部では新しい髪の毛が生まれ始めています。

髪の毛全体の10〜15％がこの休止期に当たるとされます。抜けてから次の発毛が起こるまで3か月ほどあります。

ところが、ヘアサイクルが乱れると、太い髪が伸びる「成長期」が2〜6年から数か月〜1年ほどに短くなり、反対に「休止期」が長くなります。髪が太く育つ前に抜けてしまうことで薄毛になってしまうのです（P34参照）。

薄毛になるヘアサイクル

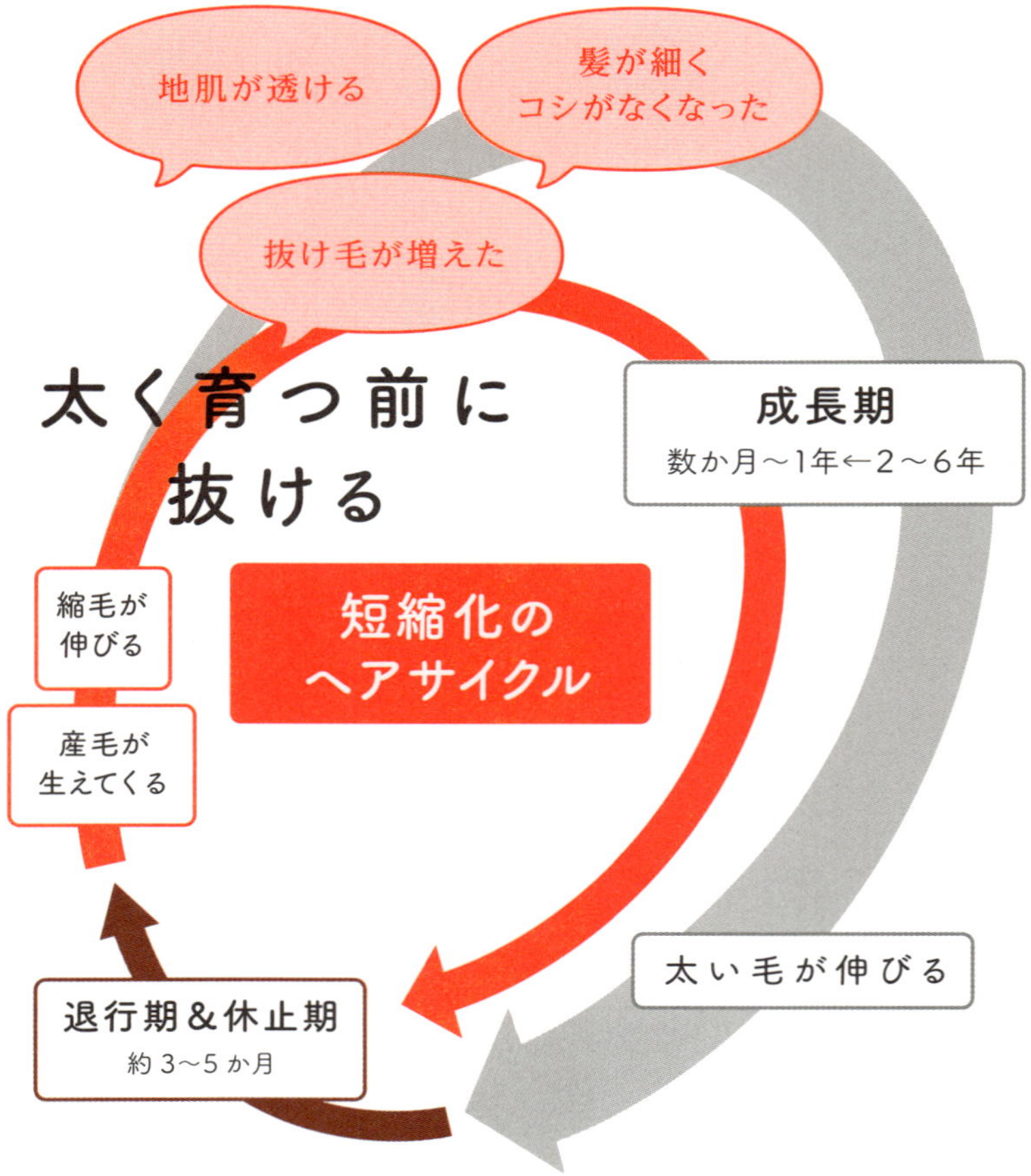

自然な抜け毛は心配しなくて大丈夫!

日本人女性の髪の毛は約10万本あるといわれます。

この1本1本がそれぞれのヘアサイクルを持っています。ある髪の毛は成長期にあり、ある髪の毛は休止期にあるといった具合です。ですから、通常はいっぺんに髪の毛が抜けることはありません。

ヘアサイクルを考えると、髪の毛は毎日のシャンプーやブラッシングで自然に抜けて行きます。これは通常1日50本から100本程度といわれます。

逆にいえばこのぐらいは自然な抜け毛ですから、心配しなくても大丈夫です。特に季節の変わり目などには抜け毛が増えます。

明らかに急に抜け毛が増えた、枕に抜け毛が何本もつくようになった、短い抜け毛が多い、などといった状態であれば異常な抜け毛を疑ったほうがいいでしょう。

薄毛の原因とは？

それではいよいよ薄毛の原因を考えていきましょう。薄毛の原因はいくつか考えられます。

薄毛の原因1　女性ホルモンの減少（加齢）

自然の現象として、年齢とともに髪は薄くなります。また髪は細くなり、ハリ、つやも失われていきます。人によっては若い頃と髪質が変わってきたと感じる人もいます。

これは「エストロゲン」という女性ホルモンが関係しています。

実はこの**エストロゲンは髪の毛の成長に大きく関わっている**のです。エストロゲンには次のような働きがあります。

・髪の毛の成長を促す
・髪の毛の成長期を長く保つ

ところがこのエストロゲン、P38の図を見ていただけるとおわかりのように、40代半ば以降、更年期になると急激に減っていきます。

これはごく自然の現象ではあるのですが、更年期障害を引き起こすとともに、髪の毛にも影響を及ぼします。

エストロゲンが減少すると、髪の毛の成長期が短くなり、休止期が長くなります。髪の毛が十分に成長しないため、ハリ、つやが失われ、抜けやすくなってしまうのです。

女性ホルモン（エストロゲンの変化）

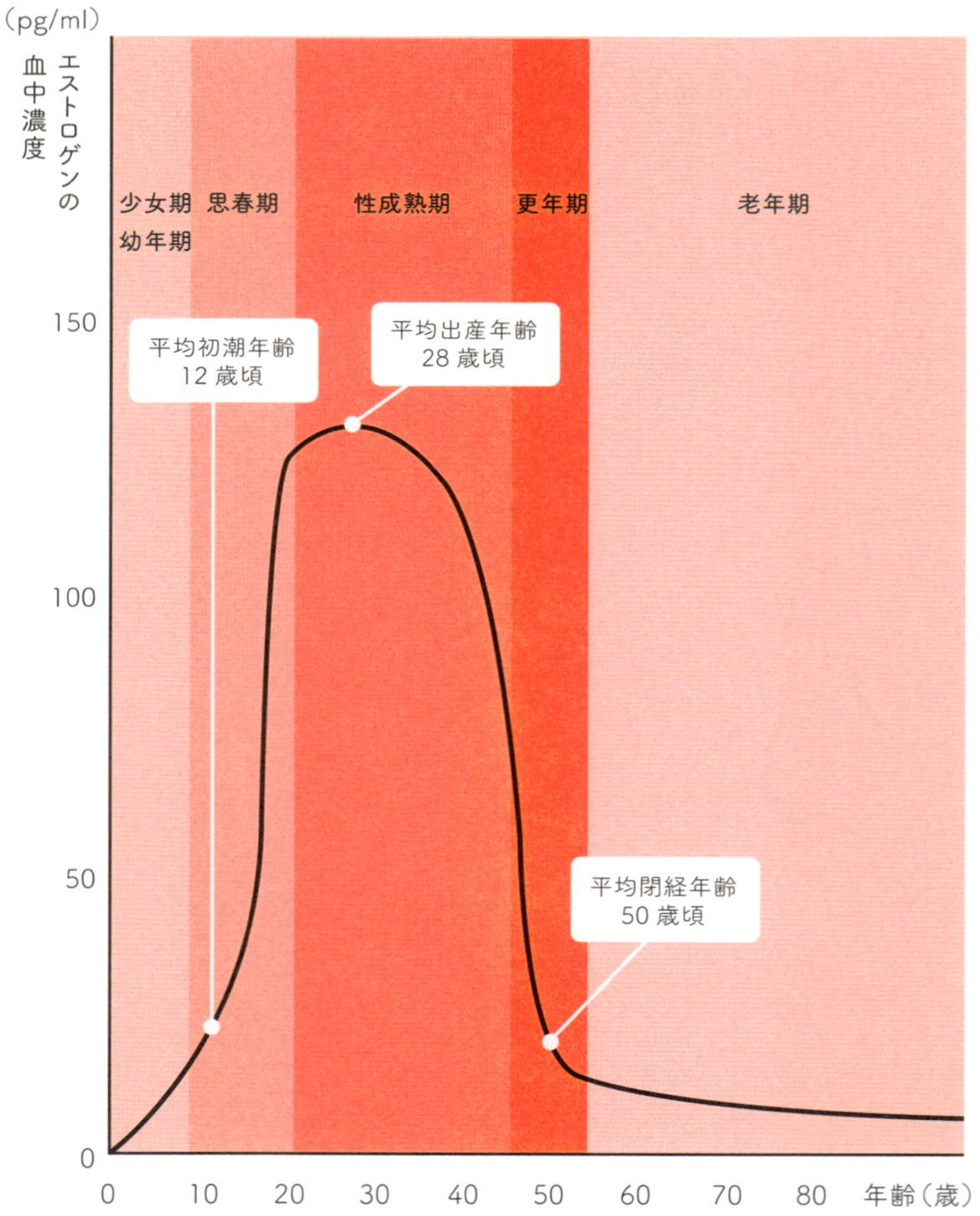

薄毛の原因2　出産

産後に抜け毛が急激に増えるもので「産後脱毛症」、「分娩後脱毛症」といいます。私が経験したのもこれです。

これはホルモンの変化が関わっているといわれます。女性は妊娠すると先に述べたエストロゲンやプロゲステロンといった女性ホルモンが増加します。すると髪の毛は「成長期」を維持します。逆にいえば妊娠中は髪の毛が濃くなり、つややハリを保っていることが多いのです。

ところが出産後は女性ホルモンが減ることで、髪の毛が抜けてしまうのです。ですから**産後に抜け毛が起こるのは、ある意味で自然な現象ともいえます。実際、産後の女性の7割以上が抜け毛を経験している**そうです。

また栄養の問題もあります。妊娠中はどうしても赤ちゃんに優先的に栄養が回ります。産後は母乳の場合はやはり母乳に栄養が行きます。すると母体には十分な栄養が行き渡らないことも多いのです。栄養が十分に供給されなければ髪は十分に発育できません。その結果、髪が抜けたりバサバサになったりしてしまいます。

また産後のママは24時間態勢で赤ちゃんのお世話に追われますから、食事がおろそかになってしまうケースも多いのです。さらには睡眠不足も関係します。

産後はこうしたことが重なって、どうしても抜け毛が起こりやすいのです。

この産後脱毛症は、多くは半年も経過すると自然に治癒するのですが、中にはそのまま薄毛になってしまう場合もあります。

また高齢出産と産後脱毛症の関係ですが、高齢出産だから抜け毛が増えるということではありません。

しかし、更年期に近づくと髪の毛が細く抜けやすくなりますから、それに出産が重なることで薄毛になりやすくなるとはいえます。

薄毛の原因3　ストレス

現代社会に生きる私たちは、多かれ少なかれストレスを抱えています。

この**ストレスが実は抜け毛の原因**になるのです。

ストレスを感じると、自律神経が乱れます。

自律神経には交感神経と副交感神経がありますが、ストレスを受けると交感神経が優位になります。交感神経は興奮、緊張、血圧上昇などをつかさどります。交感神経ばかりが働いてしまうと、血流が悪くなり、栄養が体の隅々まできちんと行き渡らない状態になります。

これが続くと、当然髪の毛もダメージを受け、抜け毛や薄毛が起こってしまうのです。

そしてここが問題なのですが、「こんなに抜けた」「ハゲてしまったらどうしよう」といった、抜け毛の不安そのものが、またストレスとなってしまうのです。

患者さんには「ストレスになるからあまり気にしないように……」とアドバイスするのですが、なかなかそうはいかないものですね。

なお、ストレスは「精神的なもの」だけを指すのではなく、たとえば冷房の効き過ぎ、騒音、排気ガスなどといった**環境的なものもストレス源**となります。

薄毛の原因4　ダイエット

特に**若い女性に増えている薄毛の原因**です。

ダイエットも正しい食事や運動によって適正に行う分にはいいのですが、食事を減らしたり、食べなかったりという、極端なダイエットをする人がいます。

産後の抜け毛の項目でも述べましたが、**栄養不足は抜け毛の大きな要因**になります。栄養不足になると、人間は髪や爪など、「生きるためにあまり関係ない場所」から栄養の供給をカットしていきます。

その意味では栄養不足のダメージが最初に来るのが髪の毛なのです。

当クリニックにも10代の女性が、無理なダイエットからくる薄毛に悩んで受診されるケースが増えています。

そういう子は、折れそうなぐらい細い人ばかりです。髪の毛を触ってみると、もう簡単にするっと抜けてしまうんです。これは怖いです。

見た目を気にして無理なダイエットをしたばかりに、薄毛になってしまったのでは本末転倒というか、泣くに泣けない話です。

またダイエットばかりでなく、**「偏食」による栄養不足も関係**します。野菜が全然食べられないとか、タンパク質が極端に不足しているなどの食生活が続くと、やはり薄毛につながります。

薄毛の原因5　毛穴の汚れ

毛穴はいうまでもなく毛が生えてくる場所。ここが皮脂や汚れで毛穴がふさがってしまうと髪の毛は健全に発育できません。

ところが、**毛穴が汚れている人は結構多い**のです。

当クリニックではヘッドスパ施設を併設していますが、毛穴が汚れや皮脂で詰まっている人が多く見受けられます。

「毎日シャンプーしているから大丈夫」と思うかもしれませんが、**シャンプーでも汚れが落とせていないことが多い**のです。

シャンプーはみなさん、何気なくやっていることでしょうが、十分に洗えていなかったり、洗い方に偏りがあったりするのです。

また意外かもしれませんが、スタイリング剤、ヘアケア用品が毛穴に残って汚れとなってしまう場合もあります。

シャンプーの仕方、シャンプー剤の選び方、ヘアケアの方法は第4章で紹介しますので、そちらを参照してください。

その他の原因（喫煙など生活習慣）

このほか、次に挙げることも薄毛・抜け毛の原因となります。

・喫煙
・睡眠不足
・紫外線によるダメージ
・ポニーテールなど髪の毛を引っ張ること
・その他

以下、簡単に説明していきましょう。

●**喫煙**

タバコにはニコチンが含まれています。このニコチンは血管を収縮させ、血行を悪くしてしまいます。

すると髪の毛に十分な栄養や酸素が行き渡らず、成長が妨げられます。

タバコはお肌にも髪の毛にもダメージを与えてしまいますから、特に**女性は禁煙をすることをおすすめ**します。

●**睡眠不足**

現代人は睡眠不足の人がとても多いです。私もあまり人のことはいえませんが、**睡眠不足も薄毛に影響**を与えます。

というのも、寝ている間に分泌される「成長ホルモン」が細胞の新陳代謝を活発にし、髪を育てるからです。

眠りが浅かったり、深夜まで起きていたりすると、成長ホルモンが十分に分泌されず、髪の毛も十分に発育できません。

●紫外線によるダメージ

紫外線はお肌の大敵。シワ、シミの原因となり、お肌の老化を早めます。これは女性ならずとも、みなさんがご存じのことでしょう。それぞれ対策もされていると思います。

しかし頭皮の紫外線対策となると、あまり気にされていない方が多いのではないでしょうか。**頭皮も皮膚ですから、もちろん紫外線を浴びるとダメージを受けます**。しかも頭頂部は太陽光線が直撃します。

特に、先に述べた毛母細胞が紫外線によって損傷を受けると、しっかり髪の毛が育ちません。

薄毛を予防するためにも、日ごろから頭皮を紫外線から守る習慣を身につけましょう。頭皮の紫外線予防はP107も参照してください。

●ポニーテールなど髪の毛を引っ張ること

これは「牽引性脱毛症」といって医学的にちゃんと名前があります。

ポニーテールなど髪の毛を強く引っ張る状態が続くと、引っ張られた部分が薄くなってしまうものです。かつて日本髪を毎日ゆっていた時代は薄毛に悩む女性が多かったそうです。

もちろんたまに行う分には問題ありませんが、**常に強く引っ張ってまとめる髪型をしている人**は気を付けてください。

最近問題となっているのが、**エクステ**です。手軽に髪の毛の長さやボリュームを出せるということで人気のエクステですが、**髪の毛の根元の部分に貼り付けるため、地肌に与える負担は少なくない**はずです。

エクステを長く付け続けた海外のスーパーモデルが、その部分だけ地肌が見えるほど薄くなっているのが報道されたこともあります。

また牽引性脱毛症とはちょっと違うのですが、同じ「分け目」をずっと続けているとその部分が薄くなってしまうことがあります。分け目は適宜変えた方がいいでしょう。

・その他

乾燥や湿気も抜け毛の要因となります。帽子などを常にかぶり続けて頭が蒸れるのも頭皮の健康にはよくありません。

また**薄毛には遺伝も影響**します。髪質は親子で似るので、たとえば親が薄毛という方はやはり薄毛になりやすいようです。

そのような方は早いうちから予防を心がけたほうがいいと思います。

女性の薄毛には二つのタイプがある

さて、薄毛になる原因を挙げてきましたが、女性の薄毛はタイプ別に大きく二つに分かれます。

ひとつは**びまん性脱毛症**、もうひとつは**円形脱毛症**です。

円形脱毛症は、病気が原因となっている場合があります。

それぞれをご説明しましょう。

びまん性脱毛症

髪が全体的に薄くなっていく脱毛症で、女性の脱毛で最も多いものです。

男性の場合は、生え際や頭頂部などが薄くなることが多いのですが、女性は男性のようにツルツルになるようなことはなく、全体的に薄くなるのです。

男性型脱毛症（ＡＧＡ）は男性ホルモンによって起こりますが、びまん性脱毛症は女性ホルモンの影響によって起こるため、「女性男性型脱毛症（FAGA）」とも呼ばれています。

ちなみに「びまん」というのは医学用語で、「全体的に広がる」という意味です。

円形脱毛症

髪の毛の一部分がゴソッと抜け落ちて地肌が見えるものです。脱毛はほんの数ミリのものから、数センチ大のものまでさまざまです。放置すると、頭全体の髪の毛が抜けてしまう場合もあるので、注意が必要です。

円形脱毛症の原因はストレス、自己免疫疾患、遺伝などがいわれていますが、医学的にハッキリしたことはわかっていません。

当クリニックの場合では薄毛治療にいらっしゃる患者さんのうち、6割がびまん性脱毛、4割が円形脱毛症といった感じです。

びまん性脱毛症

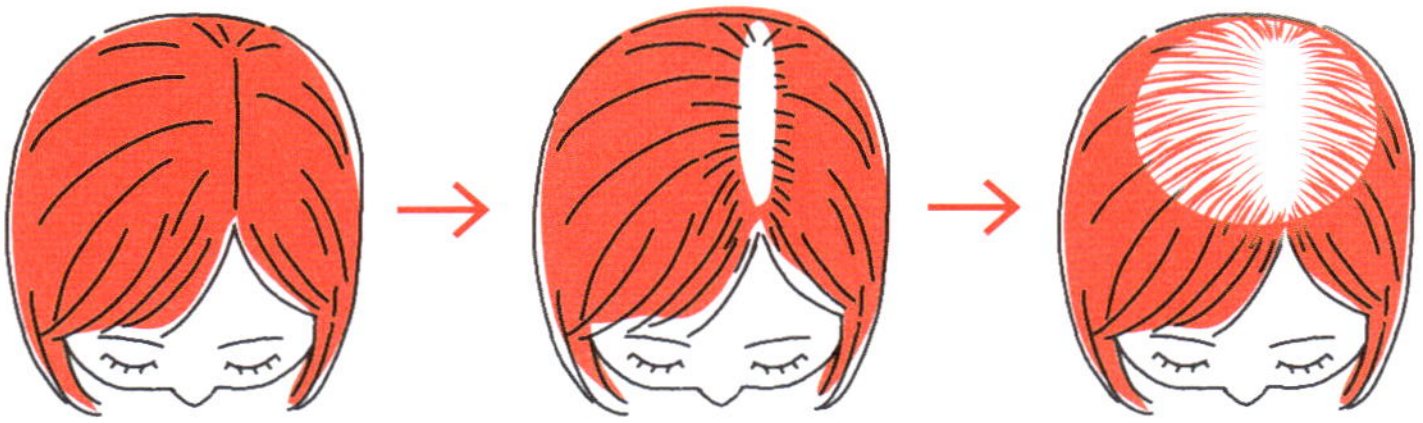

分け目から始まり頭皮全体が薄くなる

円形脱毛症（単発型、多発型）

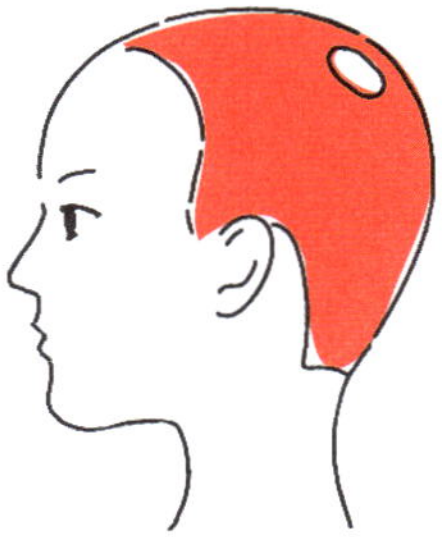

単発型

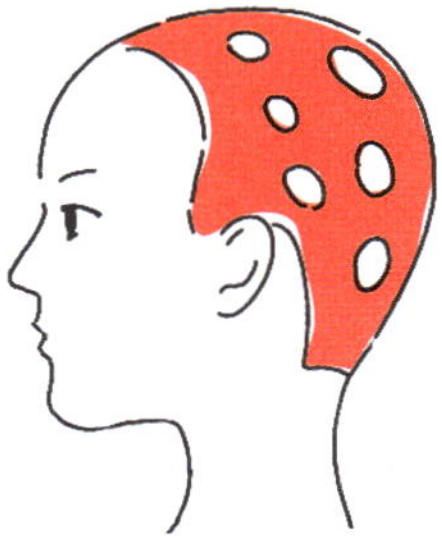

多発型

病気が原因となっている場合

薄毛の治療で注意したいことは、背後に病気が潜んでいる場合です。特に**円形脱毛症の場合は他の病気が原因で、脱毛が起きる**ケースがあります。

その場合は病気の治療をしないと円形脱毛症も治りません。脱毛を起こしやすい病気としては、甲状腺の病気や膠原病、梅毒などがあります。

ですから当クリニックの場合は円形脱毛症では必ず血液検査をして、背後に病気がないかを確認しています。

ただし、内臓の病気が原因で脱毛が起こっている場合は、当クリニックの場合、5％以下です。

Chapter 2

毛根が生きていれば薄毛は治る！

― 治療最前線 ―

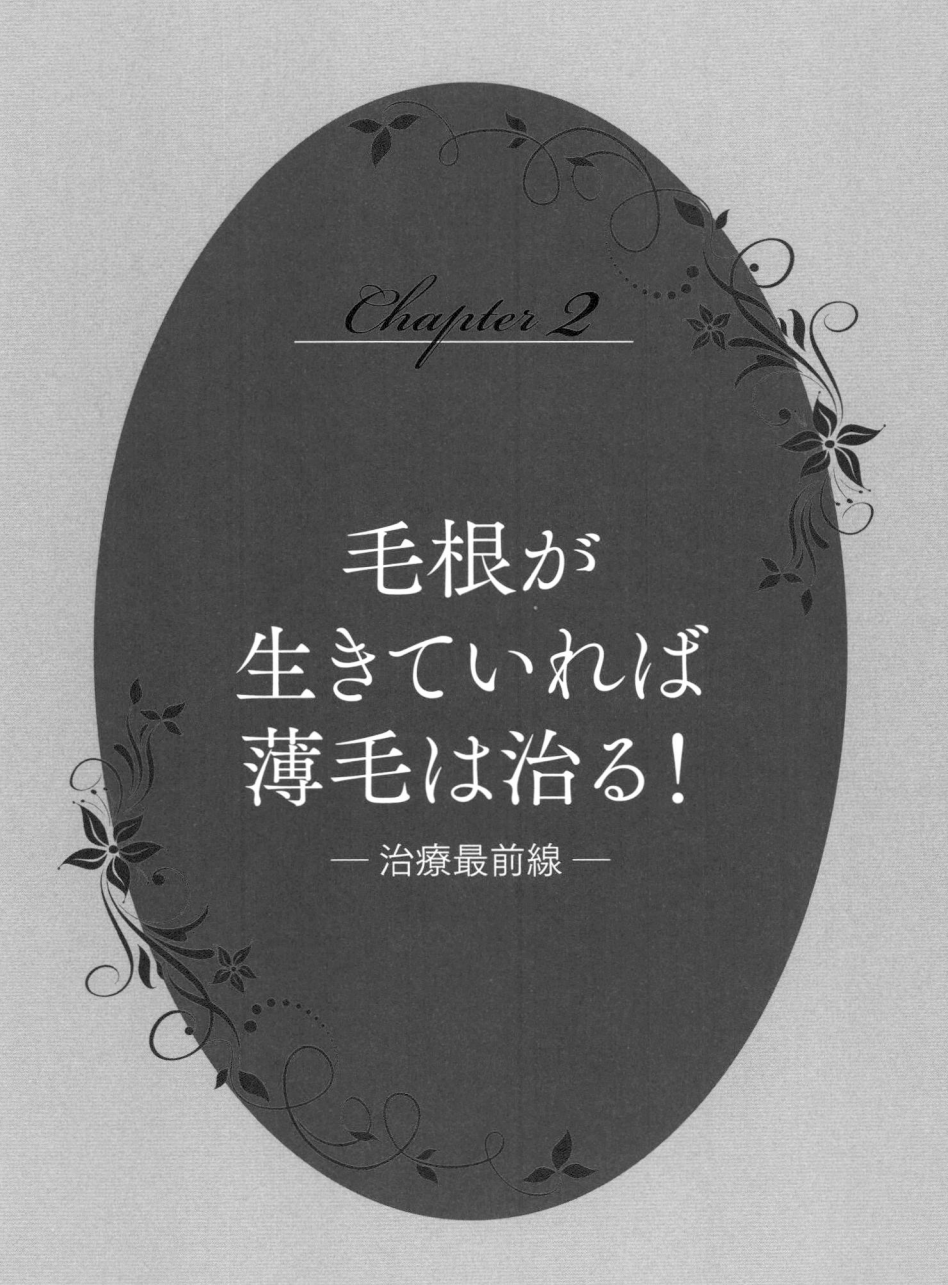

薄毛は何科を受診する？

この章では最新の薄毛の治療法についてご紹介していきます。「薄毛をクリニックで治療」というと、「そんなことで受診していいのかな」とためらう人もいるかもしれません。

しかし薄毛にはびまん性脱毛症、円形脱毛症という、れっきとした病名があるのですから、気軽に受診して大丈夫です。

薄毛の治療は皮膚科で行うことができます。ただし、通常の皮膚科で行っているのは主に保険診療です。

後で詳しく説明しますが、薄毛で保険診療ができるのは、円形脱毛症とびまん性脱毛症の限られた治療のみとなります。

びまん性脱毛症で、さらに専門的な治療を受けるなら、美容皮膚科や毛髪外来を受診しましょう。男性と女性では治療方法も違いますから、ホームページなどを見て、女性の薄毛治療を行っているかどうか、事前に確認することが必要です。

薄毛の8割は治せます！

「薄毛の8割は治せます」

まえがきで私はこのように述べました。

「本当にそんなに治るの？」と驚かれた方も多いと思いますが、これは嘘でも誇張でも何でもありません。

この治療はやればやっただけ、効果が出るのです。そして8割といわず、ほとんどの方に効果があります。

ただし、中には「微増」という程度にとどまってしまう場合もあるため、8割という数字になります。つまり自分で本当に「髪の毛が増えた」と実感できる人が8割ということです。

これはびまん性でも円形脱毛症でも同じです。

治療ができないケース

ただ、**どうしても治療ができないというケースがあって、それは毛根が完全に死んでしまっている場合**です。

P30で髪の毛は「毛母細胞」で作られると述べましたが、毛母細胞は細胞分裂のために「毛包幹細胞」から細胞を提供してもらっています。

ところが加齢によってこの毛包幹細胞が老化し、「いい状態の細胞」を提供できなくなると、毛母細胞は髪の毛を生み出すことができなくなります。

そうなると毛包がどんどん縮こまって小さくなり、最後は皮膚からはがれ落ちてしまうのです。

つまり「毛穴の消失」です。これをわかりやすく「毛根が死ぬ」とか「なくなる」といっています。

残念ながらこうなってしまうと、髪の毛は生えてきません。

薄毛治療は1日でも早く始めることが重要

これをふまえていえるのは、**「薄毛に気付いたら放置しないで、1日でも早く治療を開始して欲しい」**ということです。

円形脱毛も重症になると頭全体に広がり、坊主になってしまうケースもあります。そうなると毛根が死んでしまっているから、治療をしても効果が出ません。部分的な場合は、外科でその部分を切って縫い縮めるという治療を行うことになります。先日も円形脱毛症で悩んでいるという方がいらっしゃったのですが、残念ながら毛根が完全に死んでしまっていました。聞けばこの方は10年間円形脱毛症を放っておいたそうです。

これはもう手術で縫い縮めるしかないので、外科に紹介状を書きましたが、「もうちょっと早く来てくだされば……」と残念に思いました。

もちろん考え方によっては最後は外科手術という改善方法があるともいえるのですが、やはりそうなる前に受診をして欲しいと思います。

本当に手遅れの人は少数……

しかし、中にはこれを読んで「私はもう手遅れかも」「薄毛になって何年も経つから、もう治療できないかもしれない」と不安になっていらっしゃる方もいるかもしれません。

でも毛根が死んでしまって本当に「これはちょっと難しい」というケースは当クリニックの場合、１００人いたとしたら一、二人ほどです。

逆にいえば、**１００人のうち98人は治療したら効果が出る**のです。

だから薄毛が進行してしまっている、薄毛になって何年も経ってしまっているという人でも、**あきらめずに一度受診することをおすすめしたい**と思います。

何歳になっても治療できます！

当クリニックの場合、薄毛で悩んで受診される方は40代以降の方が多いです。50代60代、70代、それから80代の方もいらっしゃいます。

シミやシワなどの美容治療も同様で、70代、80代の方もいらっしゃっています。

女性は何歳になってもきれいになりたいという気持ちがあるものです。

ですから、「もうこんな年だから」「この年では恥ずかしいのでは」などとあきらめてしまわずに、気軽に受診していただきたいと思います。

もっと若い層では10代、20代、30代の方もいらっしゃいます。20代、30代はやはり産後の抜け毛に悩んでいらっしゃる場合がほとんどです。

10代は前述のように無理なダイエットの結果、抜け毛になったという人が多いです。

本当にさまざまな年代の方が薄毛、抜け毛に悩んでいるのです。

最先端の薄毛の治療

では以下、薄毛の治療について詳しく述べて行きましょう。

薄毛の治療には2種類あります。ひとつは保険診療、もうひとつは自由診療です。

保険診療が可能なのは、主に次のような場合です。

- **円形脱毛症**
- **皮膚疾患が原因の場合（粃糠性《ひこうせい》脱毛症や脂漏性脱毛症など）**
- **免疫異常が原因の場合（甲状腺機能低下症や橋本病など）**
- **薬の副作用が原因の場合**

「薄毛が保険で治療できる」というとみなさん、少々驚かれますが、円形脱毛症は保険診療の対象です。びまん性脱毛症の場合も、症状によっては保険が適用されます。

では以下、薄毛の治療法について保険診療、自由診療の順に述べていきましょう。

保険診療（主に円形脱毛症）

保険診療では、まず飲み薬、塗り薬があります。

飲み薬は血行を良くして毛根に栄養を供給する薬や、皮膚の炎症を抑える薬などを使います。

塗り薬は頭皮の血流を改善させる薬や、炎症を抑える薬を出します。

このほか「液体窒素療法」という方法があります。これはドライアイスで皮膚にごく軽度のやけどをさせるものです。するとそれを治そうとして血行が良くなり、発毛効果が期待できるというものです。

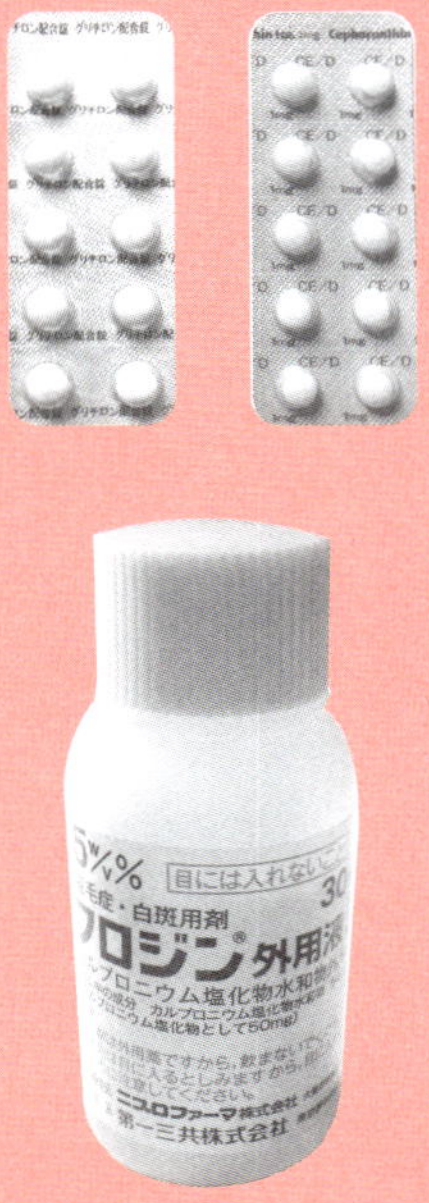

保険診療で使用できる飲み薬と塗り薬。

またステロイド薬の注射もあります。ステロイド剤には副作用として発毛効果がありますから、それを利用した方法です。

こうした治療を行ってもあまり効果が得られない場合や、重症の場合、円形脱毛症になって時間が経ってしまっている場合は、ステロイドの飲み薬を使う方法があります。

これは、より高い発毛効果が望めますが、ステロイドは副作用のリスクもありますから、治療は検査をしながら慎重に行わなければなりません。

自由診療（びまん性脱毛症）

●レーザー（ヘアレーズ）

レーザー（エルビウム・ヤグレーザー）を使った治療です。

年齢を重ねると血流が悪くなり、髪への栄養が届きづらくなります。レーザーで頭皮の血流を良くすることで、髪の毛に栄養が行き渡り、健康で豊かな髪へと導きます。

このレーザーは**頭皮の浅い部分に反応し、毛根周囲の血流を改善させることで発毛効果を促してくれます。**深い部分までには作用しないため、骨や脳への影響はなく、安全に治療が受けられます。

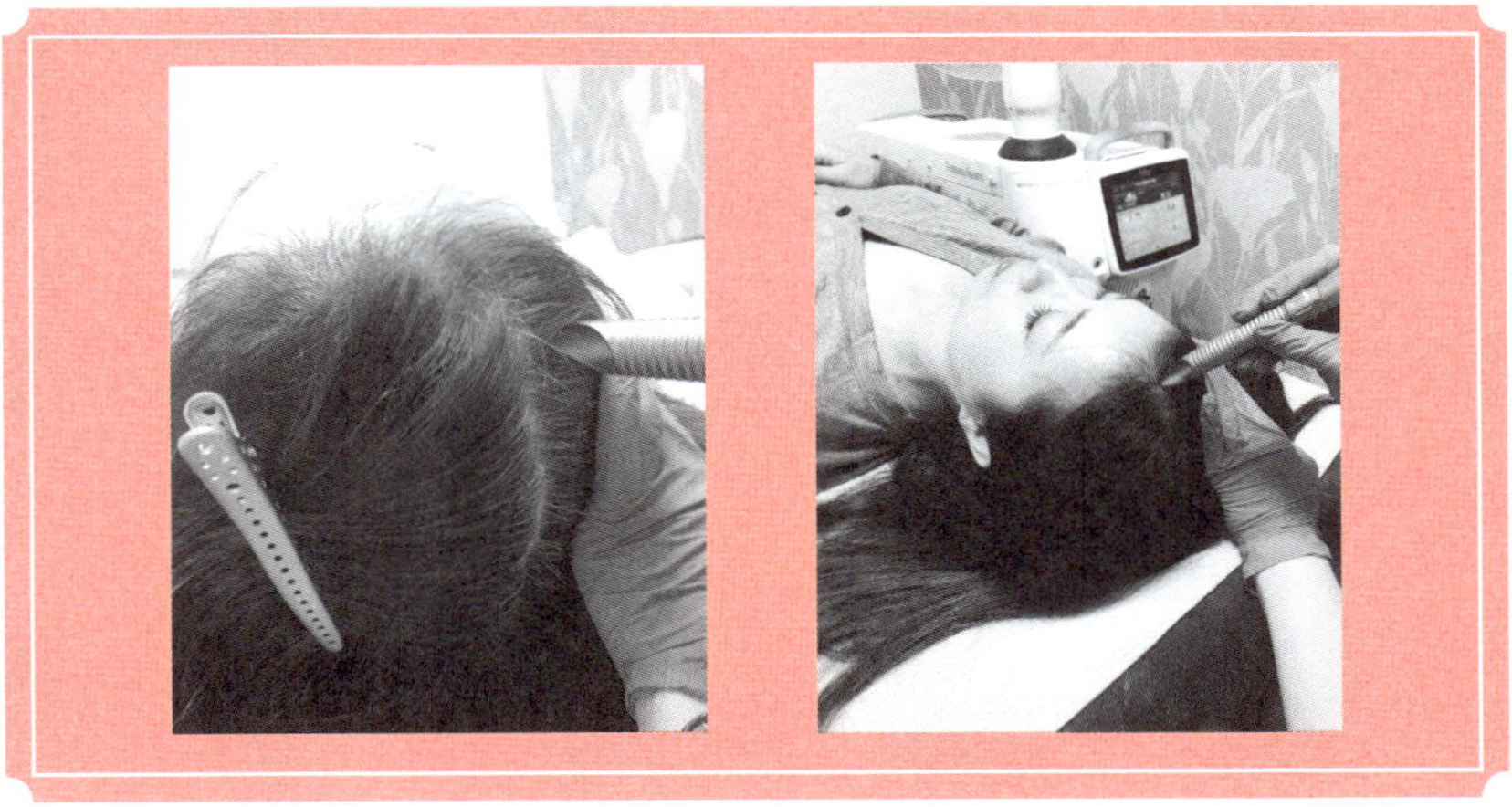

レーザーを当てるときは多少、ゴムで弾くような痛みがありますが、我慢できないようなものでは決してありません。私の体験談も参照してください。

当て方としてはまず全体に当てて、次に気になる部分を集中的に行います。

気になる部分だけを集中してもいいですが、頭皮はつながっているので、全体の血流を良くしたほうがいいですね。

●フラクショナルヘアー・モザイク

レーザー（フラクショナルレーザー）で皮膚に微細な穴を開けます。すると皮膚には傷を治そうとする自然の作用がありますから、コラーゲンやヒアルロン酸が作られて、毛根形成が活発になります。

また毛根周囲の血流も良くなり、発毛・育毛を促進します。

P62で使用するヤグレーザーに比べると、少し深いところまで傷をつけるので、その分少々痛みがあります。ただこれも耐えられる範囲で、麻酔をするようなものではありません。

ちなみに**レーザー治療は女性にとって「うれしい副作用」**があります。レーザーでできる微細なキズが治るときに、頭皮がギュッとしまるため、**お顔のリフトアップ効果**があるのです。

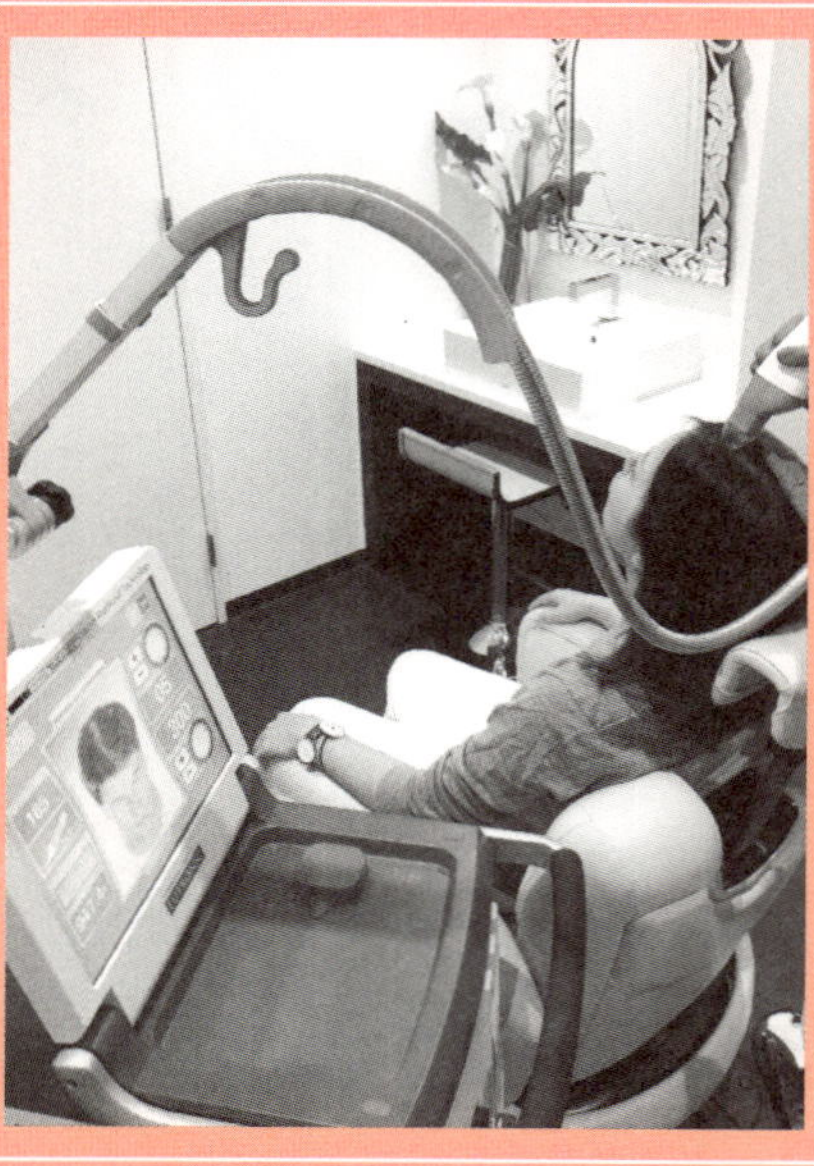

たるみというのはなんとなく顔だけで起こっているような気がするかもしれませんが、実はたるみは頭皮からも来ているのです。

ポニーテールでギュッと縛り上げると、お顔が上がって見えますが、ちょうどあんな感じです。これはみなさんに喜ばれます。

●飲み薬（パントガール）

「パントガール」は発毛を促す飲み薬です。男性の薄毛には「プロペシア」という飲み薬がありますが、女性の薄毛には今まで「特効薬」がありませんでした。

このパントガールは、**世界で初めて女性の薄毛に有効性と安全性が認められた特効薬**です。成分としてはビタミンBやアミノ酸といった毛根や髪の成長に欠かせない栄養素が凝縮されています。

年とともに薄くなっていく**びまん性脱毛症、産後脱毛症、またストレスで髪が細くなってしまった場合にも有効です。さらにうれしいことに、薄毛だけではなく白髪にも有効**です。

このパントガール、世界中で大人気となっており、研究や調査も非常に多く出ています。パントガールの製薬会社（ドイツ）によれば、パントガールを試した70％の人が「予想を上回る効果があった」と述べているそうです。

「効果があるのはいいけれど、副作用がないのか心配」という質問も受けますが、非常に安全性が高い薬で、副作用の心配はほとんどありません。長く継続して使っても大丈夫です。

効果が実感できるのは飲み始めて3か月から6か月ほどです。

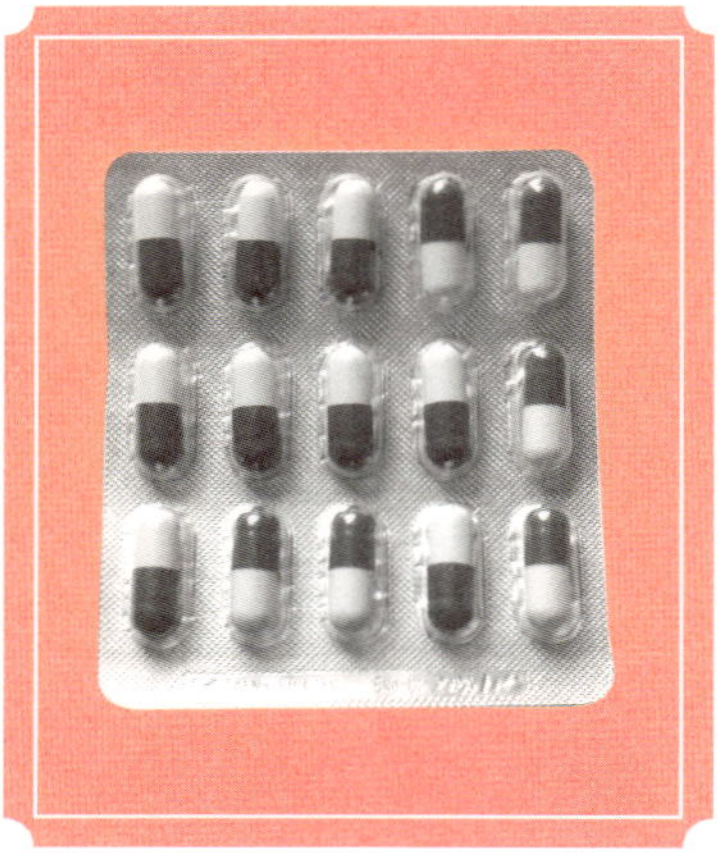

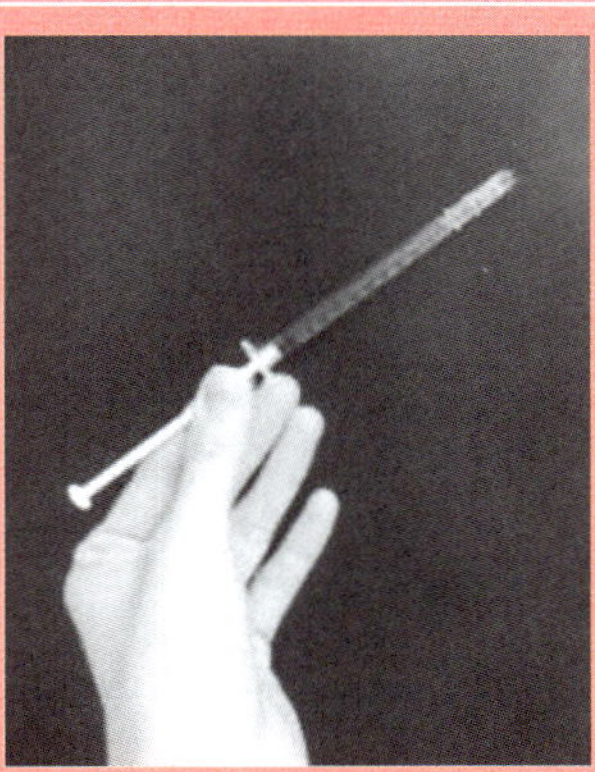

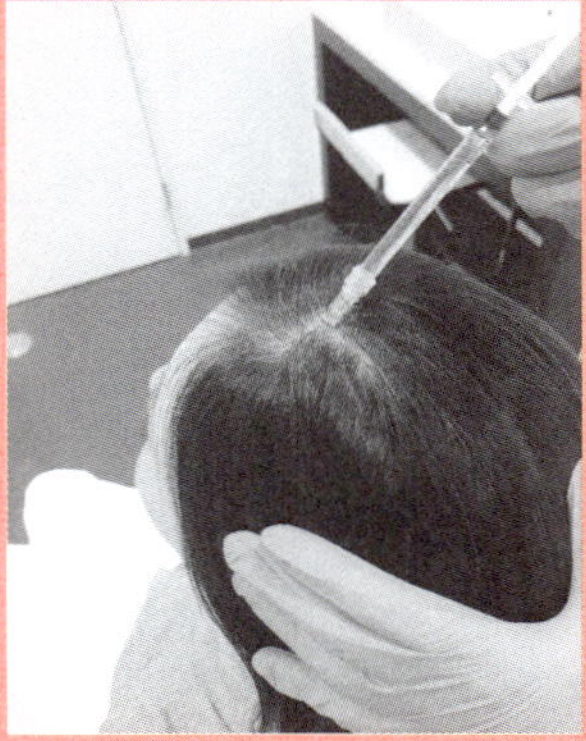

●育毛メソセラピー

有効成分をダイレクトに頭皮に注射する療法です。**非常に高い発毛・育毛効果**が得られます。「メソセラピー」とは、目的に応じてさまざまな薬剤を注射器を用いて体内に注入し、治療効果を得る方法のことです。HARG（ハーグ）療法とも呼ばれています。

育毛メソセラピーは、毛乳頭や毛包（P31参照）に「成長因子」などを注射することで、**細胞レベルから活性化させ、産毛の状態の毛や細くて弱い毛を太くて強い毛に育てます。**

「成長因子」とは体内において特定の細胞の増殖や分化を促進する内因性のタンパク質のこと。「増殖因子」、「細胞増殖因子」とも呼ばれます。

当クリニックではこの成長因子を注入する

「育毛メソセラピー」、成長因子にミノキシジルを配合した**「カクテルメソセラピー」**を行っています。

カクテルメソセラピーは、ミノキシジルで髪の毛の種をまき、成長因子で種に栄養を与えて種をしっかりと育てるイメージです。

「頭皮に注射」というとちょっと怖い印象を与えてしまうかもしれませんが、実際には極細針を使用するため、痛みは最小限で済みます。

育毛メソセラピーは最初の3か月は2週間に1回、4か月目からは月に1回、その後は半年に1回が目安です。

当クリニックで行っている育毛メソセラピーの成分

成長因子複合体……………IGF-1、bFGF、VEGFを配合。発毛を促進する成長因子です。
コエンザイムQ10……人体に必要な補酵素。血流を促進し、丈夫な髪を育てます。
銅ペプチド…………脱毛を防ぐ効果があり、抜け毛を強力に予防します。

注：ミノキシジル：医学的に発毛効果が立証されている有効性の高い育毛剤です。直接頭皮に注入することで有効成分が毛根細胞を刺激し、強力に育毛を促します。男性用というイメージが強いかもしれませんが、女性にも効果があります。

治療期間と回数について

治療は週に1回、または2週間に1回が目安です。

ただ、当クリニックの場合は、遠くから通っていらっしゃる方も多いので、そのような方は無理をせず月に1回など、その方のペースに合わせて通っていただいています。

薄毛の治療は前述の通り、「やればやっただけの効果がある」ものなので、通う間隔が伸びたからといって、前回の治療が無駄になってしまうということはありません。

ただし、間隔が伸びると当然ながらその分、治療期間は長くなってしまいます。

ご自分の希望や条件に合わせて無理なく通えるようなスケジュールを組みましょう。

改善にかかる時間ですが、髪の毛のサイクルに合わせて改善していきますから、一定の期間は必要です。

一般的には最初の3か月で毛根が強くなっていき、次の3か月で産毛が出てきて、その次の3か月で伸びてきます。ここまできてやっと効果が実感できます。

ですからその間、半年から1年間はかかります。2、3か月で「効果がない」とやめてしまうのはもったいないです。

でも数か月すると、抜け毛が減ってくるのがわかりますから、それを第一歩と考えて、あきらめずに続けていただきたいと思います。

また薄毛治療はいつ終了するか、終了時期も問題です。基本的には患者さん本人が満足したら終わりなのですが、それがいつごろになりそうか、医師に聞いて確認しましょう。長期に渡るものですから、ゴールが見えていたほうが励みになります。

その他の薄毛治療

その他、薄毛治療としては以下に紹介する方法があります。これらは必要に応じてこれまでに紹介した治療と並行して行います。

●ヘッドスパ

当クリニックではマイクロバブルを使ったヘッドスパを行っています。

通常の泡の大きさは1000μ（マイクロ）ミリ以上ですが、マイクロバブルは50μミリほどの非常に微細な泡です。

たとえるなら水道水やシャワー水の泡の大きさがバスケットボール大とすると、マイクロバブルはビー玉の大きさになります。

この**マイクロバブルを含んだ美容水が毛穴の奥深くまで入り込み、頭皮の皮脂やスタイリング剤の残りカスをしっかり吸着して洗い流します。**

皮脂を洗い流そうとしてゴシゴシ洗うと毛根にダメージを与えてしまいますが、マ

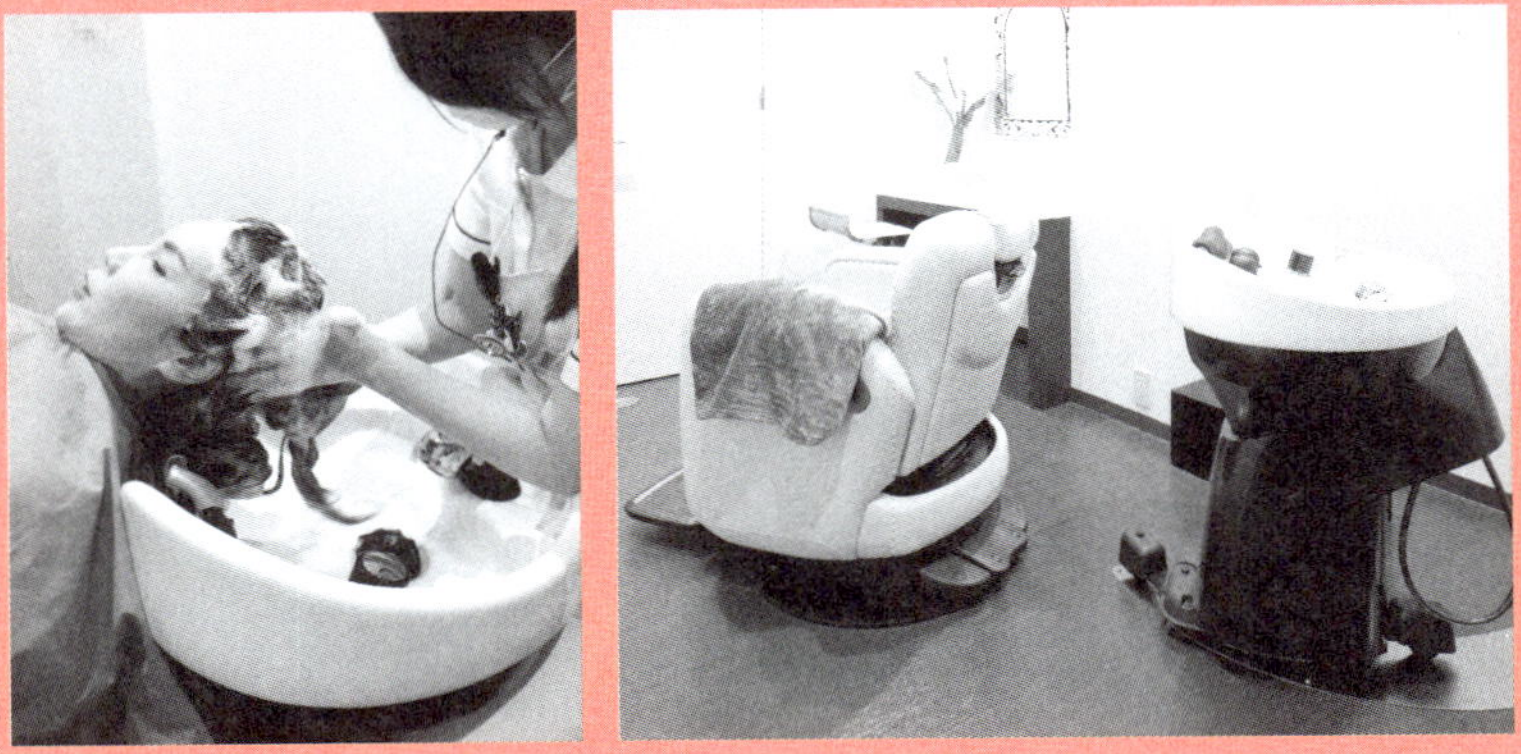

イクロバブルはゴシゴシ洗わなくても汚れが自然に落ちます。

Ｐ43でも述べた通り、毛穴の汚れは薄毛の原因となります。ところが頭皮をきちんと洗えている人はなかなか少ないものです。

また最近ではヘアワックス、スプレーなどのスタイリング剤、トリートメント剤を多用する方が増えています。こういったものも使い方によっては頭皮に付着して残っている場合があります。

定期的にヘッドスパを行うことで、毛穴をスッキリきれいに保つことができます。

●亜鉛（サプリメント）

ミネラルの一種である亜鉛は身体に必須な栄養素ですが、不足すると髪の毛が細く弱くなってしまいます。

しかし、毎日の食事から十分な亜鉛が摂取できていない人も少なくありません。特に日本人は亜鉛が足りていません。

当クリニックでも、**亜鉛のサプリメントを飲むことで、薄毛が劇的に改善した**というケースが結構あります。

ただ亜鉛のサプリメントを飲みすぎると、同じミネラルである銅の吸収を妨げてしまうといわれています。反対に銅が欠乏すると銅欠乏性貧血などを起こす恐れがあります。

ですから当クリニックでは血液検査をしながら必要量を調整しています。

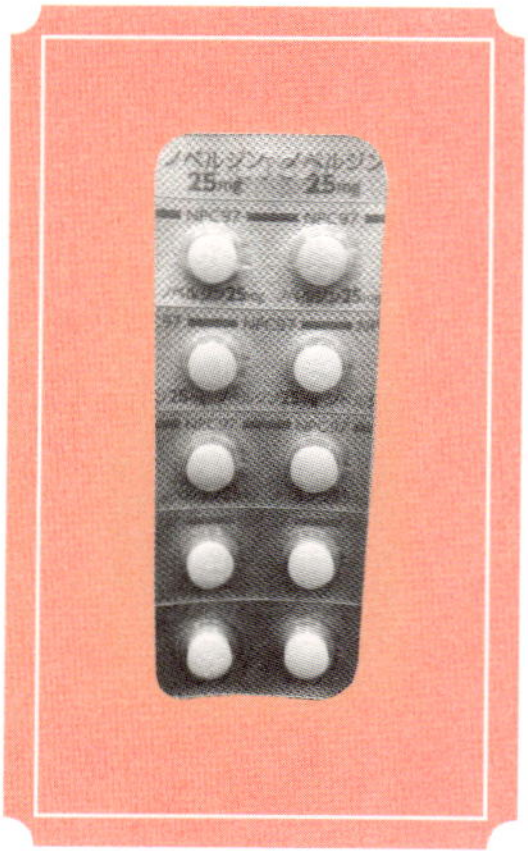

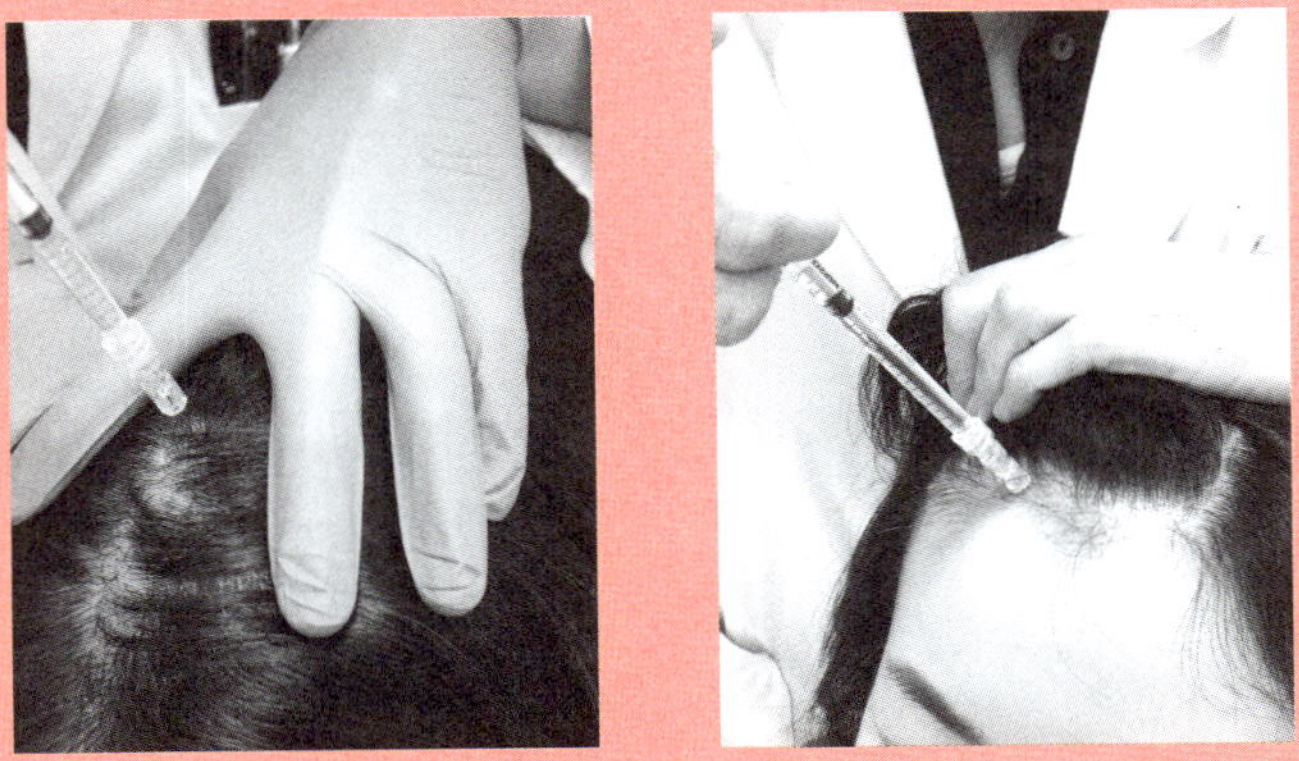

●ヘアフィラー

ヘアフィラーは**世界初の薄毛専用の「ヒアルロン酸注入」**です。世界特許を取得しています。別名・ハイブリッドペプチド育毛注射ともいいます。

ヘアフィラーとは、育毛効果のあるペプチドをヒアルロン酸のジェルで包んだ注射薬です。ペプチドとは、アミノ酸が二つ以上結合した物質です。人体にはさまざまなペプチドが存在していて、生命維持に関わっています。

ヘアフィラーはこれらのペプチドのうち、7種類の育毛効果のあるペプチドを含んでいます。これらのペプチドには以下のような作用が認められています。

・頭皮に栄養を供給する

・毛髪の成長期を延長させる
・髪の毛の細胞分裂を成長させる
・毛髪細胞が死滅することを防ぐ
・白髪を防ぐ

ヒアルロン酸は注射した部位に長くとどまる性質があり、約15日間かけてゆっくり毛根周辺にハイブリッドペプチドが放出されていきます。

当クリニックでは2週間に一度、計6回を1クールとしていますが、1クールの3か月だけで、明らかな増毛効果が得られる場合が多いのです。この即効性は患者さんにも大変喜ばれます。白髪にも効果があるのもうれしい話です。

痛みについては、極細針を使用しますので、ほんの少しで済みます。

●ヘアタトゥー

アイラインや眉毛に人気のアートメイクですが、これを頭皮に入れるという方法です。

薄毛の抜本的な治療にはなりませんが、地肌が隠れるだけで、驚くほど薄毛が目立

たなくなるのです。

髪のボリュームが増えるわけではありませんが、ボリュームが増えたのかと錯覚してしまうほど、劇的に変わります。

頭皮全体の気になる部分に入れることができます。頭頂や分け目、生え際に入れる人が多いです。

円形脱毛症にも入れられます。程度や場所にもよりますが、**小さいものなら十分カバーすることができます。**

また薄毛ではありませんが、眉毛の傷の部分に入れると自然にカバーできます。

アートメイクは医療行為にあたりますが、医療機関でないのにアートメイクの施術をして摘発されている施設が後を絶ちません。

医療用アートメイクは清潔な器具と安全な色素を使用して行うので、安心して受けられます。また医療用の麻酔をするため、痛みも最小限で済みます。

●まつ毛、眉毛

薄毛治療のプラスアルファとして、**まつ毛、眉毛の治療も可能**です。

よくあるのが、眉毛を毛抜きなどで抜きすぎて、生えなくなってしまったというケースです。またアトピーで眉毛が抜けてしまったという人もいます。

睫毛《しょうもう》貧毛症《ひんもうしょう》（まつ毛が不足していたり、不十分なこと）の方には、厚生労働省の認可を得た「グラッシュビスタ®」というまつ毛の育毛剤が使用できます。

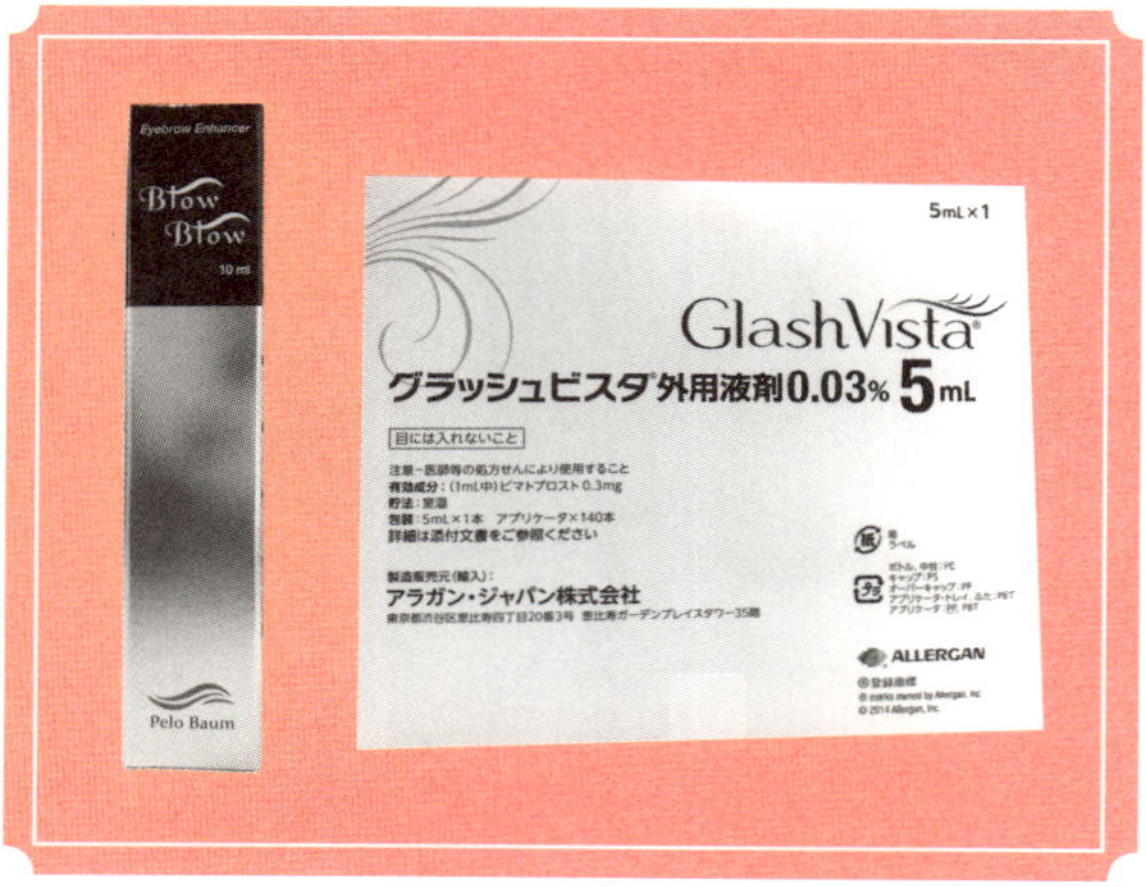

まつ毛も年齢とともに抜けやすくなります。最近ではマツエクをする人が多いようですが、これも自まつ毛にダメージとなります。

また眉毛は、特殊ペプチド成分が配合された眉毛の育毛剤「ペロバームブローブロー」というものがあります。

いずれにしても治療で濃くすることが可能です。

まつ毛、眉毛がしっかりあると、お顔の印象がグッと若々しくなりますよ。

Chapter 3

薄毛治療で髪が増えた！抜け毛が減った！

―実際の治療の症例―

見違えるほど明るく、キレイに！

～薄毛を克服された患者さん

前章では薄毛治療の方法を説明してきましたが、この章では実際にこれらの治療法で薄毛を克服した方の症例をご紹介していきたいと思います。

当クリニックの患者さんはみなさん、治療に来られるたびに変わっていきます。笑顔が出るようになって、どんどんキレイになっていくのです。それから、明るい色の洋服を着たりして、オシャレになっていきます。

髪は女性の命というけれど本当に女性にとって大切なものなのですね。私も自分自身が経験したことですから本当によくわかります。

「本当にここに来て良かった」「先生、ありがとう」と喜んでいただけること、患者さんが笑顔を見せてくださることが、なによりの私の喜びです。

Tさん（70歳）のケース
髪に自信が持てると外出もオシャレも楽しくなりました

病気をきっかけとした薄毛で悩んだ20年間

Tさんは20年前に甲状腺を患い、そのころから抜け毛が気になるようになったそうです。

なんとかしたいと思い、漢方の飲み薬を飲み始めたそうですが、費用が月に何万円もかかり、しかも明らかな効果があるようにも思えなかったとのことで、結局は中断してしまったそうです。

38万円もする高価なウイッグも買ったそうです。でも、つけているというのが気になって、めったに使用しなかったとのことです。

その後抜け毛がさらに増えてきて、一度当クリニックを受診されています。ところがそのときは多忙により、途中でやめてしまわれました。まだ治療の効果が出ていなかったと思います。

その後も進行は続き、生え際や頭頂部のあたりなど地肌が透けて見えるようになってしまったとのことで再受診をされています。

再受診時は「生え際が気になる」「シャンプー、ブラッシングで抜けてしまう」と訴えていらっしゃいました。

2か月で増えてきたことを実感

治療は主に液体窒素療法と飲み薬です。

経過としては、1か月ちょっとで細い毛が生えてきて、徐々に髪の毛が太くなってきたことを実感されています。

さらに2か月目には明らかに増毛効果があり、ご本人も「地肌が見えにくくなった」と大変喜んでおられました。

その後は抜け毛が気になることがあったものの、順調に増毛されてきています。

治療再開から10か月経過した現在では増毛効果だけでなく、意外な効果もあったとか。

当初は全体的にシルバーヘアでいらしたのが、生え際から黒い毛が生えてきたのです。これは私も意外でした。地肌が健康になると、このようなこともあるのですね。

オシャレが楽しめるようになり、毎日が楽しい！

Tさんはとてもオシャレで、洋服もご自分で縫ったり、リフォームもされるという器用な方。来院されるときも、いつもステキな装いでいらっしゃいます。

でも薄毛を気にされていたときは外出もあまり気が進まなかったそうです。特にエスカレーターで下りるときなどに、上の人に頭頂部を見られていないかと気になったとおっしゃっていました。

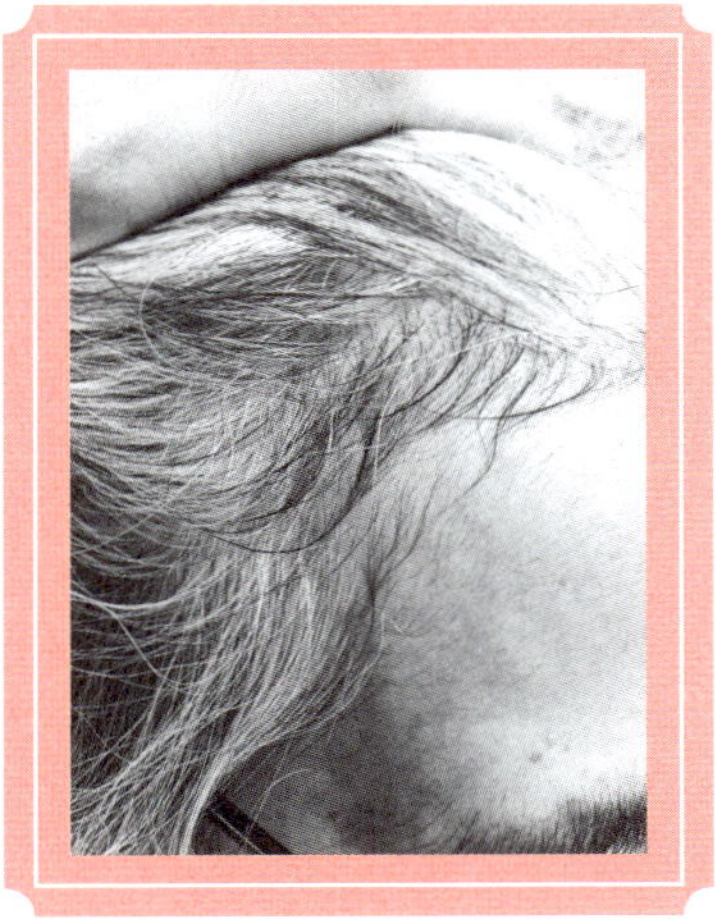

しかし、髪の毛が元気になったことで、またオシャレが楽しくなったそうです。「女性にとって髪の毛って大事なんですよ……」としみじみおっしゃっていました。

これからもオシャレを楽しんで、イキイキと毎日を過ごしていただけたらいいなと思います。

Sさん（45歳）のケース

何をやっても効果がなかった私が「育毛メソセラピー」で薄毛を改善！

産後の抜け毛に悩んで受診

Sさんは二人目を出産された後の抜け毛、薄毛に悩んで受診されました。

一人目のときも産後の抜け毛はあり、かなりバサッと抜けて驚いたものの、1～2年後には元に戻ったそうです。

二人目も同様に考えていたところ、2年経っても戻らなかったといいます。

一番気になるのが生え際で、照明が当たると地肌が透けて見える、また頭頂も鏡でチェックするとつむじがハッキリ見えると気にされていました。

美容室で前髪を多く作ってみたり、トップをホットカーラーでフワッとさせるなど、ヘアスタイルで一生懸命隠していたとおっしゃっていました。

当初は市販の育毛ローションをいろいろ試していたようですが、効果がハッキリしなかったようです。

当クリニックで治療を開始

その後、薄毛が治療できると知り、当クリニックを受診。最初はパントガール、ミノキシジルを使った治療を開始。多少の改善はありましたが、まだご本人が満足するには至らない状態でした。

その後、当クリニックで「育毛メソセラピー」を導入。Sさんは早速それを試されました。

治療は最初のうちは2～3か月に一度の頻度で行っています。5、6回目、つまり1年ほど経ったあたりから、目に見えて治療効果が上がってきました。

生え際が濃くなって地肌が見えなくなり、髪の毛がしっかりされてきました。

「美容師さんに『明らかに髪の毛が増えてきているけれど、育毛剤とか何か使いましたか？』と聞かれたんですよ！」

と喜んで報告してくれました。

治療はその後、3か月に一度、半年に一度というように間隔を延ばし、現在も予防のために続けていらっしゃいます。

パーマもカラーリングも楽しめるように！

薄毛に悩んでいたときは、怖くてパーマもカラーリングもできなかったというSさん。最近になってストレートパーマをかけたり、カラーリングも楽しめるようになったそうです。

P103で述べていますが、パーマもカラーリングも根元をはずせばOKではありますが、ご本人が気が進まなかったようです。

社交的でお友達の多いSさんですが、ご自分が薄毛を経験したことで、まわりにも悩んでいる人が多いことに驚いたそうです。中には高価な育毛ローションを何年も使っている人もいるとか。

「私も毎月1万円の育毛ローションを使っていたけれど、効果がなかった。それに年間12万円をかけるなら、断然クリニックで治療した方がいいとお友達にもすすめています」とおっしゃっていました。

とても明るく、人を引き付ける魅力をお持ちのSさん。今後もますます輝いて毎日をエンジョイしていただきたいです。

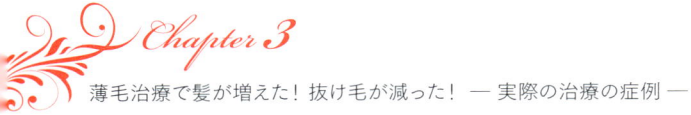

comic column ❷

治療の効果が実感できるのは半年～1年後

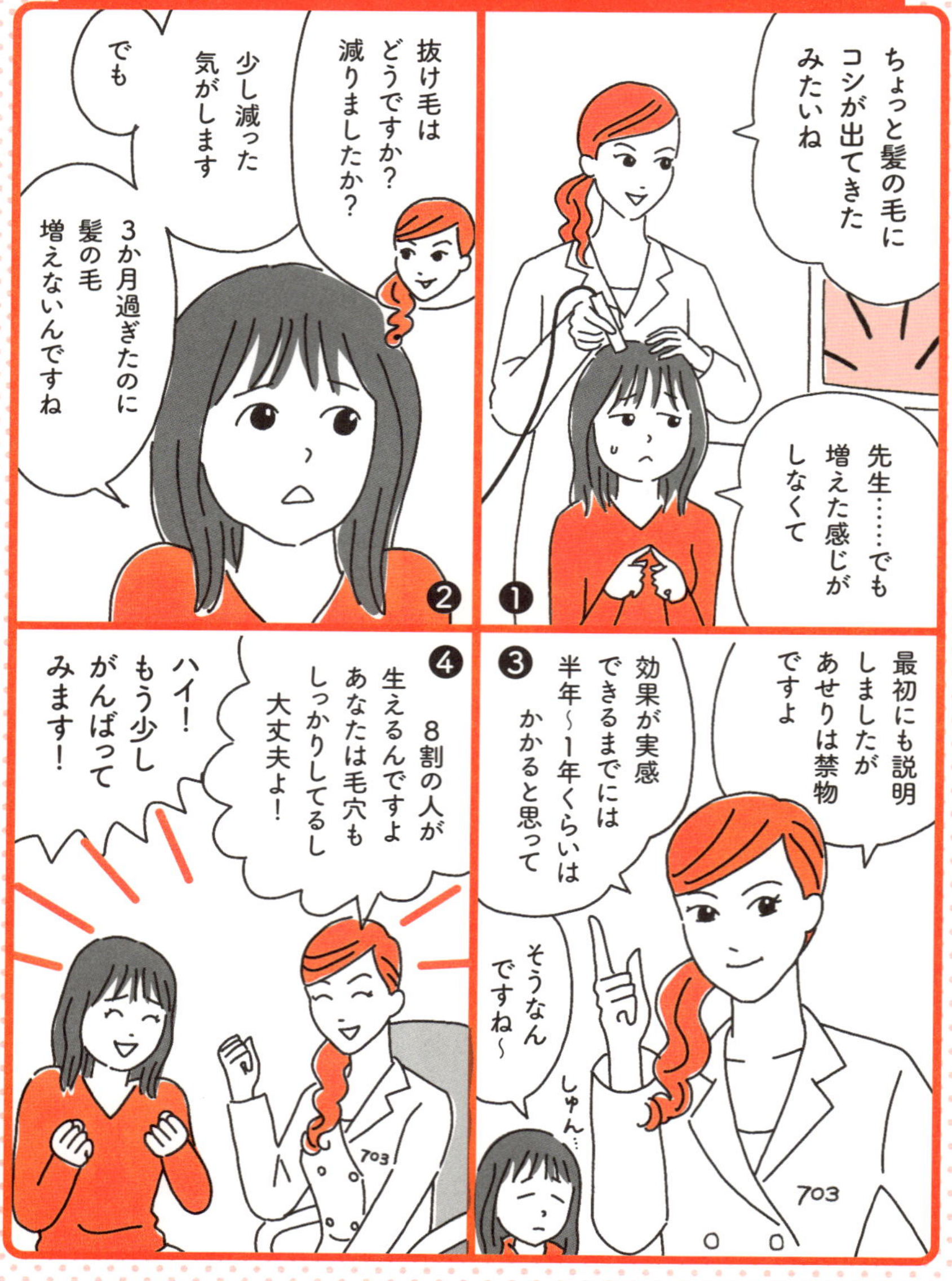
❶
ちょっと髪の毛にコシが出てきたみたいね
先生……でも増えた感じがしなくて
❷
抜け毛はどうですか？減りましたか？
少し減った気がします
でも
3か月過ぎたのに髪の毛増えないんですね
❸
最初にも説明しましたがあせりは禁物ですよ
効果が実感できるまでには半年～1年くらいはかかると思って
そうなんですね～
しゅん…
❹
8割の人が生えるんですよあなたは毛穴もしっかりしてるし大丈夫よ！
ハイ！もう少しがんばってみます！

Chapter 4

そのヘアケアが抜け毛を作ってしまう！

あなたのヘアケア、間違っていませんか？

この章では薄毛を悪化させないためのヘアケアについてお伝えします。第1章でも述べたように、間違ったヘアケアは薄毛の大きな原因となります。せっかく治療で薄毛を改善しても、日々のヘアケアが間違っていたら、また薄毛に逆戻り……という可能性もあるわけです。

逆にいえば、**正しいケアをすることで薄毛は予防できるし、いい状態を長く保つことができる**のです。

皮膚科医として私がおすすめするヘアケアは、女性誌などに載っているものとはちょっと違うかもしれません。

私が**ヘアケアでなにより重要視しているのは「毛穴のケア」**です。毛穴をいかにきれいに健やかに保つかというヘアケアです。

みなさん、ヘアケアというと、髪の毛につやを出すとか、枝毛や切れ毛をなくすとかいったことを気にされる方が多いようです。もちろんそれらも大事なことでしょうが、それも髪の毛があっての話です。

まずは、**土台となる髪の毛がしっかり生えてこられるような環境を作ってあげることが、私の考えるヘアケアで一番大事なこと**です。

中には髪にいいと思っているケアが、逆に「毛穴」にとってはダメージとなってしまうケースもあるので注意してください。

少々乱暴な言い方をしてしまえば、毛穴さえきれいに保てていれば、髪の毛は少々バサバサだっていいのです（笑）。

正しいヘアケアで元気な髪の毛を育てましょう。

髪の毛を守るシャンプー

●洗い方

シャンプーで一番大事なことはしっかり毛穴の汚れを落とすこと、毛根に無理な刺激を与えないことです。

「毎日シャンプーをしている」という人でも、毛穴に汚れが残っていることが多いようです。

まずはシャンプー剤をしっかり泡立てて、それを地肌に乗せます。爪を立てないように、指の腹でやさしくマッサージするように洗いましょう。

決してゴシゴシこすってはいけません。シャンプー用のブラシでゴシゴシ洗う人がいますが、私はあまりおすすめしていません。摩擦の刺激で毛根が弱ってしまうし、細い毛は抜けてしまう心配があるからです。

それからシャンプーでは髪の毛だけを洗って地肌を洗っていない人も多いようです。あるいはモコモコ泡が立っていれば洗えていると勘違いしている人もいます。

みなさん無意識にシャンプーをしていて、やり方などあまり意識していないと思いますが、**自分の洗い方が正しいかどうか、今一度確認**してみてください。

また、シャンプーはしっかり洗い流すことも大事です。シャンプー後はリンスやトリートメントをつけると思いますが、これらは地肌に直接つけないように注意しましょう。とにかく毛穴によけいなものを残したくないのです。

トリートメントは手に取って毛先になじませる程度で十分です。

私はかなりのロングヘアですが、トリートメント剤は毛先5、6センチほどにしかつけません。髪の毛は少々ゴワつきますが、気にしません。

正しいシャンプーの仕方

❶

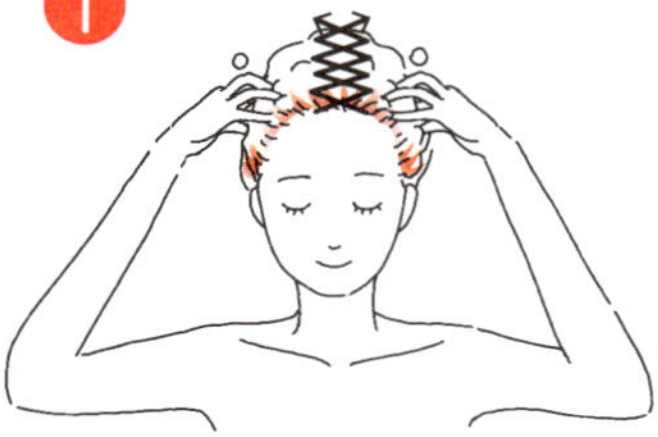

シャンプー剤をしっかりと泡立て、指の腹を使って髪全体に空気を含ませるように泡を立て、生え際から頭頂部に向かって、指の腹をジグザグに交差させながら洗います。

❷

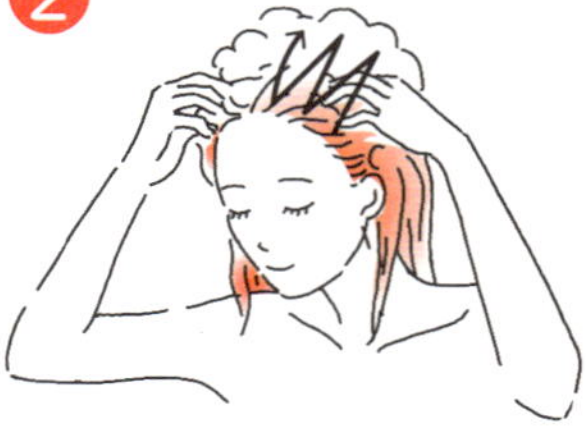

両方の耳の上から頭頂部に向かって、指の腹を動かしながら洗っていきます。

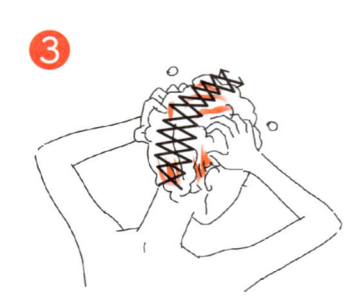

❸

後頭部も頭頂部に向かって、指の腹をジグザグに動かしながら洗います。

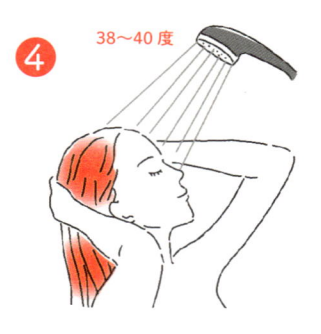

❹

すすぎ残しがないように、お湯でしっかり洗い流します。この後のトリートメント剤は毛先だけにつけます。

●シャンプーの回数

「シャンプーをすると抜けるのが怖いから、2日に一度にしています」という人がいますが、**毛穴の汚れや皮脂を落とすためにも毎日洗った方がいい**のです。

またシャンプーはお湯を使いますから、地肌が温まってマッサージ効果もあります。マッサージ効果で血流が良くなり、毛根に十分な栄養を補給することができます。

ですから育毛のためにもできれば毎日洗うことをおすすめしています。

●シャンプー剤の選び方

「シャンプー剤は何がいいですか」という質問をよくされます。私がおすすめしているのは**シリコンの入っていないノンシリコンタイプ**です。

私自身がシリコン入りシャンプーで地肌がベトベトになった経験があるので、シリコン入りはおすすめしていません。

お湯だけで洗う「湯シャン」も同じ理由で賛成できかねます。ご高齢の女性で皮脂の分泌が少ないという場合はいいかもしれませんが、そうでなければお湯だけで皮脂や汚れを落とし切るのは難しいと思います。

また石鹸シャンプーについてもよく聞かれます。石鹸が一番肌にやさしいというのは間違いのないことです。肌が弱い方、アトピーなどで普通のシャンプーにかぶれるという方は石鹸シャンプーで洗うのがいいと思います。

しかし、石鹸シャンプーはごわつきが出て、使いこなしが難しいですね。私も試したことがありますが、続きませんでした。やはり日常的に使うものですから、使いやすいもの、無理なく使えるものであることも大事です。

ですから結論をいうと、シャンプーはノンシリコンであれば、普通のものでいいと思います。

シャンプーについては非常によくおすすめを聞かれるので、オリジナルの薄毛専用のシャンプー&トリートメントを開発しました。

抜け毛やフケを予防してくれるローズマリーエキス、紫外線からのダメージを抑制してくれるハイビスカスエキス、炎症を抑え殺菌作用のあるワイルドタイムエキスなどのほか、髪の毛のハリや腰を出すプラセンタエキス、エンドウタンパク、潤いを与えてくれるヒアルロン酸と椿エキスをふんだんに配合したものです。

トリートメントには毛髪修復成分であるケラチンとセラミド、タンパクを配合。抜け毛を予防するとともに、ハリ、コシのある強い髪の毛を作るシャンプー&トリートメントです。

●パッチテスト

どんなシャンプーを使うにしても、**最も大事なことは自分に合ったシャンプーを使うこと。**というのも、シャンプー剤が合っていないケースが往々にしてあるからです。よくあるのが香料が合わないこと。香料はアレルギーを起こします。もちろん市販のものは、ほとんどの方は大丈夫なのですが、アトピー体質の方は香料は注意したほうがいいでしょう。

また頭皮がかゆい、フケが多い、頭皮が乾燥するなどの症状がある場合もシャンプー剤が合っていない可能性があります。

シャンプー剤が合っているかどうか、自分でパッチテストをして調べることができます。

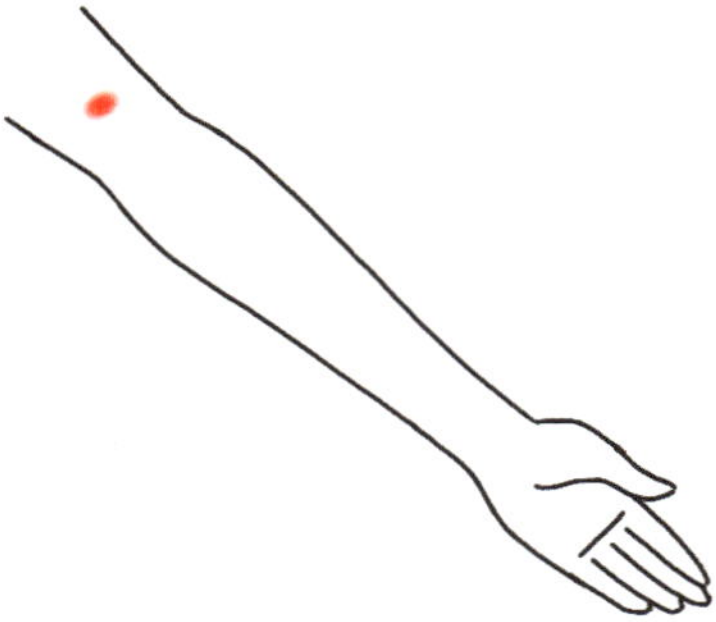

3

48時間貼りっぱなしにして、はがします。はがしたあとが赤くなっていたり、かゆみがある場合はそこで止めてください。そのシャンプー剤が合わない可能性が高いです。

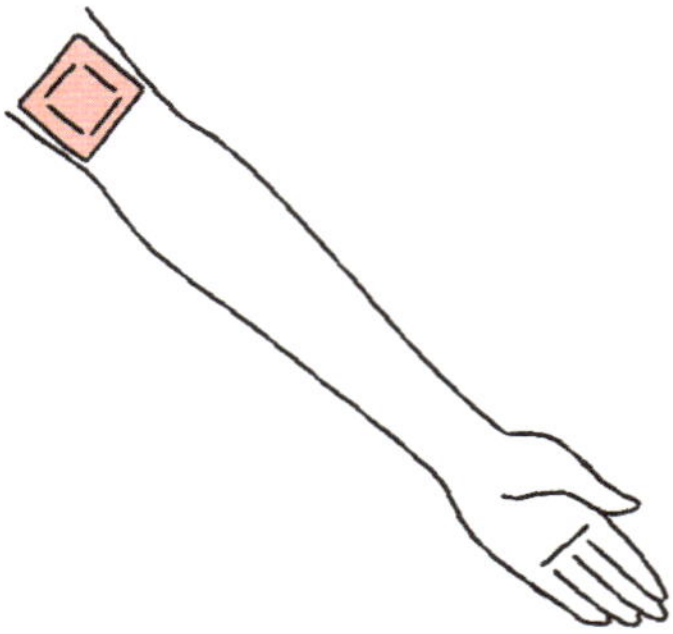

4

異常がない場合は、そこに新しい絆創膏を貼ってさらに24時間おきます(塗布してから72時間後)。これは遅発性アレルギーを見るためです。最初のうちはなんともなくても、あとからアレルギー反応が起こる場合があるからです。

パッチテストの仕方

用意するもの：シャンプー剤、絆創膏（少し大きめだとよい）、綿棒

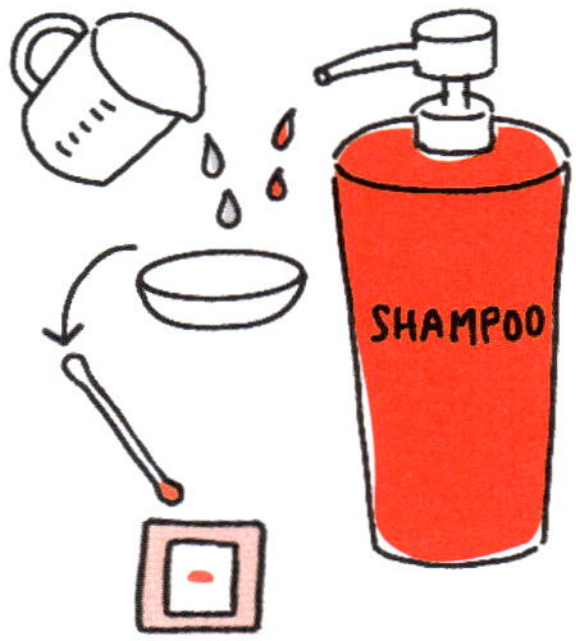

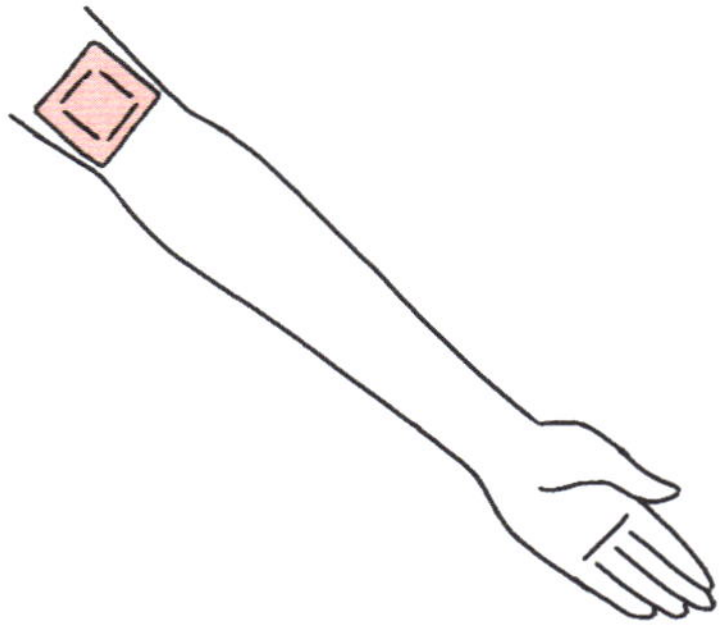

1

シャンプー剤を水で軽く薄めて、綿棒で絆創膏につけます。

2

①の絆創膏を二の腕の内側に貼ります。この部分はお風呂に入ったときも濡らさないように注意しましょう。

＊注意：パッチテストの最中にかゆみや赤み、発疹などが起きたら、時間内であってもただちに中止し、医療機関を受診してください。アレルギーのある方、アトピーの方は特に注意しましょう。

髪の毛を守るヘアケア

●ブラッシング

ブラッシングは適度に行う分には地肌の血流を良くするので、一定の薄毛予防効果はあると思います。

ただし、からんだ毛を無理にとかそうとしたり、**力を入れ過ぎて地肌に過度の負担を与えるのはNGです。髪の毛を引っ張らないように、やさしく、毛流に沿ってブラッシング**しましょう。

「ブラッシングをすればシャンプーをしなくていい」と考えている人がいますが、ブラッシングで毛穴の汚れを取るのは難しいと思います。汚れはシャンプーでしっかり落とし、ブラッシングは髪と地肌にマイナスにならないように、身だしなみ程度に行うのがいいと思います。

●育毛剤・育毛ローション

育毛剤についての質問もよく受けます。薄毛治療で当クリニックにいらっしゃる方も、ほとんどが市販の育毛剤やローションを使っています。

市販の育毛剤は、化粧品・医薬部外品と、医薬品とに分かれます。

まず化粧品・医学部外品について、私も熟知しているわけではないのですが、多くが頭皮の血行を良くすることを目的としているようです。血行の促進がうたわれているものであれば、やはり何らかの効果は得られるとは思います。

また市販の医薬品としては、女性用のリアップがあります。リアップの成分はミノキシジルで、これは医学的に発毛効果が立証されているものです（P69参照）。ただ、やめると徐々に元に戻ってしまうので、使い続けることが必要となります。

育毛剤はつけた後にマッサージすることによって、より血流が良くなります。「育毛剤をつけたから安心」と油断してしまわずに、しっかり頭皮マッサージをすることが大事です。

マッサージのやり方ついてはP106で述べています。

●スタイリング剤

スタイリング剤は「髪の毛」に使うものです。刺激になることもあるので、地肌にはなるべくつけないように気を付けましょう。P44でも述べたように**スタイリング剤が汚れとなって毛穴をふさいでしまうと薄毛の原因**になります。

ヘアスプレーのように広く吹き付けるタイプのものは特に注意してください。

いずれにしても大切なことは、スタイリング剤を使ったら、シャンプーでしっかり洗い流すことです。

●ブロー

シャンプー後は自然乾燥ではなく、**ヘアドライヤーを使ってすみやかに乾かしましょう。**

濡れたままの状態で放置すると雑菌が繁殖しがちです。

ドライヤーは地肌に熱風を当てないよう、髪から15センチ以上離して使いましょう。同じところに長時間当てないことも大事です。

●パーマ、カラーリング

「パーマやカラーリングはよくないですよね?」とよく聞かれますが、私は重度の円形脱毛症以外の方には、特には反対していません。

どちらも塗布した後で薬剤を洗い流しますから、地肌にそれほどのダメージはないと思います。

薄毛が気になる人はパーマでボリュームを持たせたり、カバーしたいと思うものですよね。また髪色だって少し明るくしたいと思う人は多いし、白髪染めが必須という人もいます。こうしたオシャレを我慢するのはかえってストレスになります。

私がみなさんに言っているのは、**美容師さんに「なるべく毛根に薬剤がつかないように、少し離してとお願いする」**ということ。普通に行うと、けっこう地肌にベタッと剤がつきますから。こうすればカラーもパーマも楽しめます。

●ヘアスタイル

第1章で「牽引性脱毛症」について述べましたが、髪の毛をギュッと縛ったり引っ張ったりするようなヘアスタイルは薄毛の原因となります。なるべく避けましょう。

また、薄くなったり部分を隠そうとしたり、ボリュームをつけるために、逆毛を立ててカバーしようとする人がいますが、これはやめた方がいいと思います。逆毛を立てるときに結構引っ張ってしまうし、髪の毛のキューティクルも痛めます。

分け目もなるべく日替わりで変えるようにしましょう。同じところを分けているとそこだけ薄くなることがあります。

●マッサージ

マッサージは頭皮の血行を良くしますから、ぜひとも行っていただきたいと思います。

私が考案した**「頭皮版・グーグーマッサージ」**をぜひ試してみてください。

グーグーマッサージは手を「グー」の形にして、指の第二関節でツボを刺激するもの。第二関節を使うことでツボにギューッと入って、かなり効果があるし、爪を立てないので地肌を傷つける心配がありません。

頭皮版・グーグーマッサージは、マッサージクリームもいらないし、使うのは自分の手だけ。いつでもどこでも簡単にできます。テレビを見ながらでもいいし、お風呂に入りながらでもＯＫ。ぜひ日常に取り入れてみてください。

頭の前側はできれば机やテーブルに肘をついて行うとより力が入ります。ちょっと痛いけど、痛いということはイコール血行が良くなるということですから、がんばってみてください。もちろん力任せにやるのはＮＧですが。

行った後はとてもスッキリして気持ちが良く、とてもおすすめのマッサージです。

頭皮版：グーグーマッサージの仕方

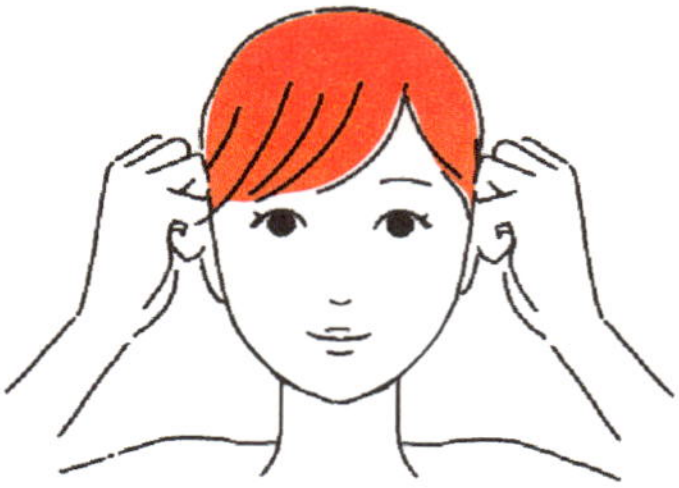

1

手でグーを作り、第二関節を使ってこめかみのツボを押します。

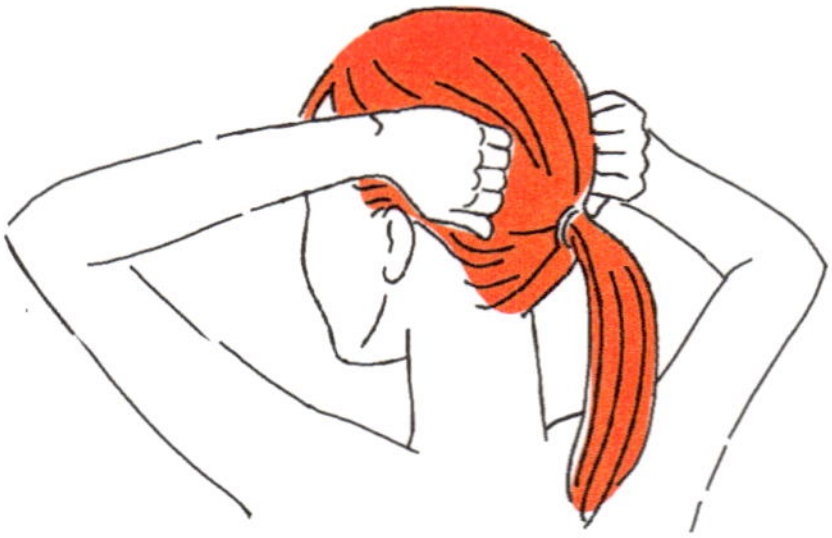

2

つむじから下に向かって放射状にツボを押していきます。

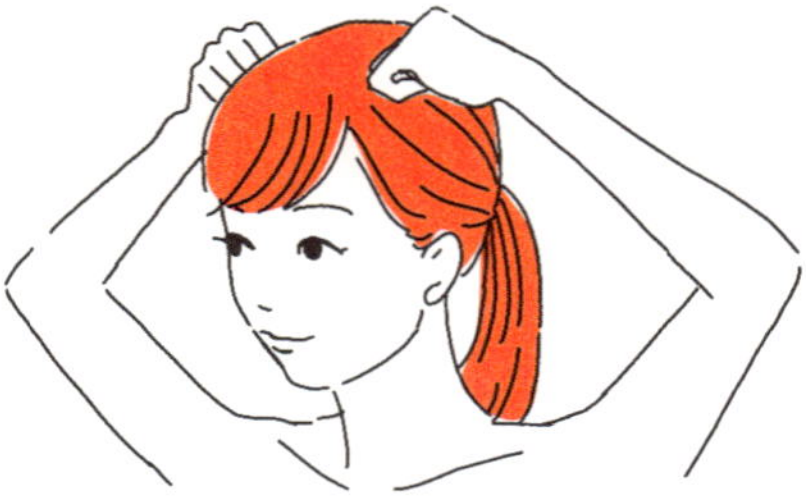

3

後頭部は無理をしないで、ぐりぐり回せばOKです。

髪の毛を守る生活習慣

●紫外線から頭皮を守る

みなさん、お顔のUVケアは気を付けていらっしゃると思いますが、頭皮のUVケアは意外と盲点になっているのではないでしょうか。

紫外線は当然毛根、頭皮にもダメージを与えます。髪の毛があるからと油断しがちですが、夏場は頭皮もしっかり日焼けしてしまっています。

日差しが強い日は頭も日傘や帽子などでガードしましょう。

●蒸れ

蒸れると雑菌が繁殖して頭皮が不潔な状態になり、頭皮や毛穴にダメージが及びます。ですからウイッグや蒸れやすい帽子は避けたほうがいいのです。

ただ、ウイッグを着用することで、外出のストレスが減って自信が持てるというのであれば、そのほうが大事です。当クリニックでもウイッグを着用してきて診察のときだけ取る方がいらっしゃいます。

●食事

食事では**髪の毛を作る栄養を積極的に補給**しましょう。髪の毛を作るのは「アミノ酸」。アミノ酸はタンパク質の成分ですから、肉や魚、大豆製品などをしっかり摂取しましょう。

また髪の成長にはミネラル、ビタミンも大事。こうした栄養素が不足すると抜け毛が起こります。

特にP74で紹介した「亜鉛」はタンパク質を合成し、髪に栄養を運ぶ大事なミネラルです。にも関わらず、日本人は亜鉛が不足しています。

亜鉛を多く含む食品を表にまとめましたので、意識してしっかり摂ってください。

亜鉛を多く含む食品

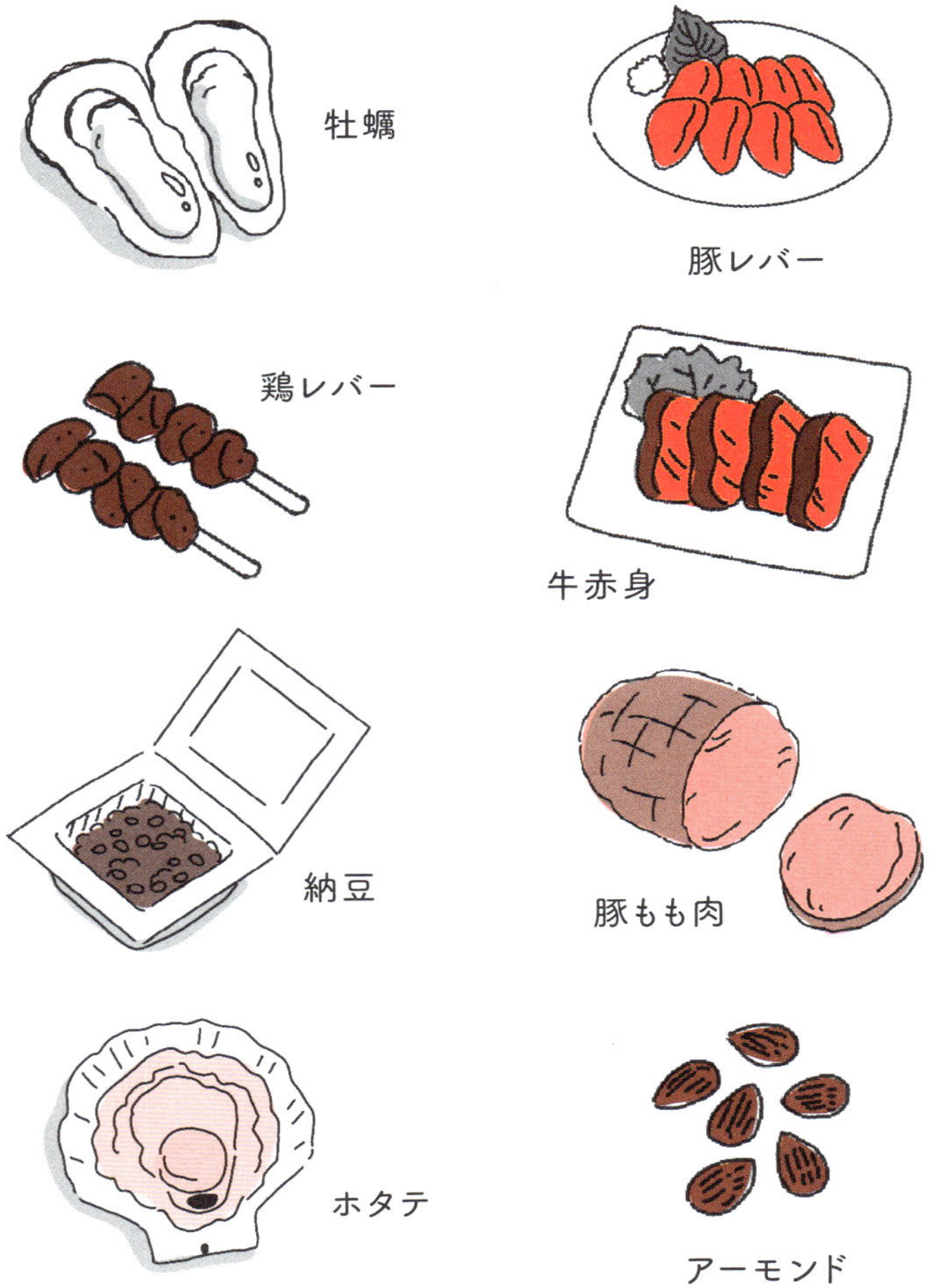
牡蠣
豚レバー
鶏レバー
牛赤身
納豆
豚もも肉
ホタテ
アーモンド

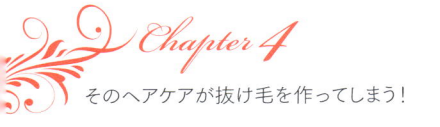

●運動

運動は血行を良くしますから、結果的に育毛にはいい効果があると思います。ただ、汗をかいてそのままにしておくと、酸化して毛根にダメージを与えかねませんから、運動中は汗を小まめにふき取るようにしてください。その後はシャンプーでしっかり洗い流しましょう。

同様にサウナも汗を大量にかくので、入った後は汗を洗い流しましょう。

●睡眠

髪のためには睡眠も大事です。前述のように睡眠中に髪を育てる成長ホルモンが多く出るからです。

成長ホルモンは髪ばかりでなく、お肌を健やかに保つ作用ももちろんあります。美肌、美髪のためにも、しっかり眠りましょう。

睡眠時間を十分確保するだけでなく、寝具や環境などにもこだわって、**質の良い睡眠がとれるように工夫**することも大事です。

薄毛Q&A

なおみ先生教えてください！
みなさんの疑問にお答えします！

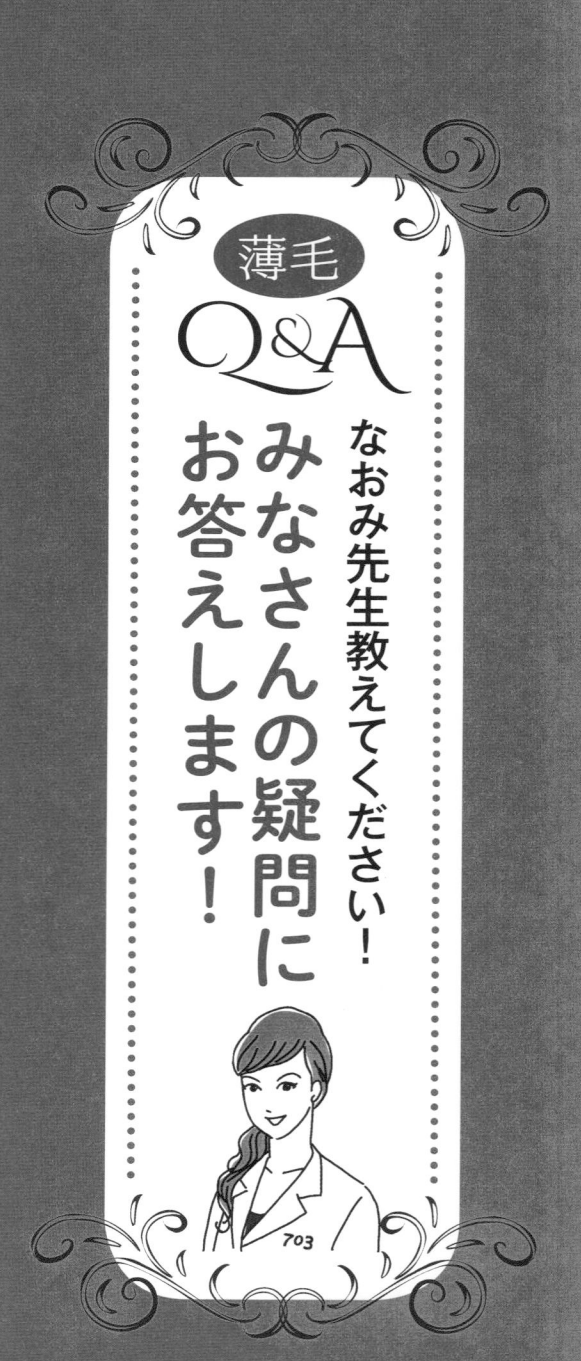

Q　レーザー治療は副作用がありますか？

A　レーザー治療はやけどのリスクがゼロではありません。しかし、やけどをするような出力には設定していないので、まず心配はありません。当クリニックでは今まで一例も経験がありません。

Q　治療にはどのぐらい料金がかかるのでしょうか？

A　自由診療はどのぐらい費用がかかるかということも大きな問題だと思います。当クリニックでは最初に治療計画を立てるときに費用の件も説明しています。

その際、患者さんのご希望を聞いて、育毛ローションや料金の安い治療から始めるなど、無理なく治療に通っていただけるよう相談に応じています。遠慮しないで最初に予算を言ってくだされば、その中でできることを考えます。

Q　薄毛に悩んでウイッグや育毛サロンを検討したのですが、どこも料金が高額で、ローンなどをすすめられ、ちょっと怖くなってしまったのですが、クリニックでも同じことがありませんか？

A　当クリニックにも何十万円もするウイッグをすすめられたり、高額のエステに通ったが途中で続けられなかったという人がいらっしゃいます。

少なくとも当クリニックでの治療であれば、費用ははるかに少なくて済むし、医療機関ですから無理にすすめるなどということはありません。また当クリニックではローンやコースチケットといったものは扱っていません。当然、料金もすべて一回ごとの明朗会計です。

当クリニックでは自由診療の料金はすべてホームページに掲載していますので、確認してみてくださいね。

ウイッグにもウイッグの良さはあると思います。どの方法を選択するにしても、いくつかを比較して選ぶことが大事だと思います。

Q　治療をしても効果がない場合もありますか？

A　「治療をすれば100％治る」とは言えませんが、びまん性脱毛症の場合であれば、やればやっただけ効果があり、8割の方は改善します。

残り2割の方は「微増」「現状維持」です。治療をしたけれど、まったく効果がなかった、薄毛が進行したということは経験がありません。

Q　持病があって薬を飲んでいます。薄毛治療の飲み薬を合わせて飲んでも大丈夫でしょうか？

A　薄毛の飲み薬は何種類かありますが、どの薬も飲み合わせの禁忌は特にありません。初診のときに医師に飲んでいる薬を告げて相談されるといいでしょう。

Q　改善して治療が終わったあと、またしばらく経てば薄毛になってしまうのではないかと不安です。もう二度と薄毛に戻りたくないのですが。

A　それはみなさんが気にされることです。ですから多くの方は、薄毛が改善して治療が終わっても、予防的な意味で通ってこられます。その場合は半年に一度程度でも十分です。

Q　育毛メソセラピーのカクテル療法にはミノキシジルが入っていると聞きました。ミノキシジルは効果があるけれど、体毛も濃くなってしまうと聞いたことがあります。この療法を行うことで体毛が濃くなりますか？

A　確かにミノキシジルは髪の毛ばかりでなく、体毛も濃くなる性質があります。ですから女性にはあまり使いません。

ただし、それは飲み薬として使った場合です。メソセラピーでは注射薬として使いますから、飲むのと違ってそれほど目に見えて濃くなるということはまずありません。

Q　薄毛治療をするとき、どのようなクリニックを選べばいいでしょうか？

A　脱毛の症状によります。円形脱毛症の場合は、一般の皮膚科で保険診療を受けることができます。びまん性脱毛症は自由診療ですから、美容皮膚科を併設しているクリニック、薄毛外来を設けているクリニックがいいでしょう。

そのクリニックが何を得意としているかはホームページを見ればわかるので、事前に女性の薄毛治療を行っているか、調べてから行くといいと思います。

薄毛に関するアンケート

当クリニックの患者さん19名の方にアンケートに答えていただきました。

（答えていただいたのは、30～80代の幅広い年代の方です）

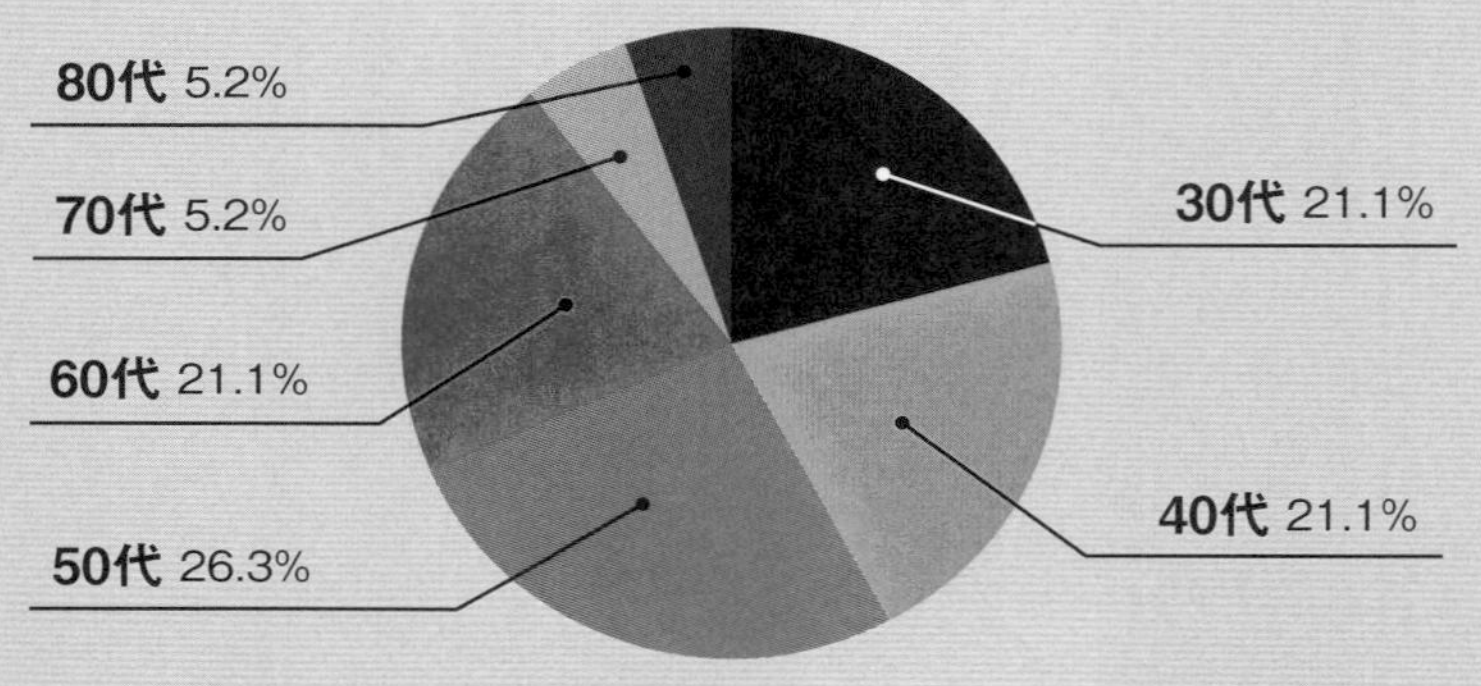

Q1 髪の毛にどんなお悩みがありますか？

A1

- 抜け毛が多い
- 白髪が増えた
- 頭頂部が気になる
- 生え際の髪が少ない
- どんどん髪の毛が細くなる
- コシがなくなり、ボリュームが減った
- 分け目が目立つようになった
- 円形脱毛症になった

Q2 薄毛が気になったのはどんなときですか？

A2

・分け目が気になり、頭頂部を鏡で見たとき
・髪をアップにしたとき
・自分の写真を見て驚いた
・出産後、ごそっと髪の毛が抜けたとき
・思うようなヘアスタイルにならなくなったとき
・人に指摘されて
・白髪染めで頭皮が赤くなったとき

Q3 髪の毛のために気を付けていることはありますか？

A3

・頭皮マッサージをしている
・髪に良い食事を心がける
・育毛剤を使用している
・頭皮にやさしいシャンプーに代えた

Q4 薄毛治療の効果を感じるのはどんなことからですか？

A4

・生え際など根本からの立ち上がりが良くなり、
　ボリュームアップした
・以前より髪にハリが出て抜け毛が少なくなった
・美容院で「髪が太くなった」と言われた

あとがき

本書をここまでお読みいただき、ありがとうございます。

思えば、私が美容医療と出会ったのは医大の6年生の頃のことです。

自分の進路、つまり専門を何にしようか悩んでいるとき、指導医の先生が「これからは美容皮膚科の時代が来る。あなたはそれをやりなさい」とすすめてくれたのです。この先生は先見の明があったと思います。

その後、医師となった私は、卒業した大学の医局に入ることになりました。そこで「美容皮膚科をやりたいです」と言ったところ、あぜんとされ、「君は何を言っているんだ。美容なんて医者のすることではないだろう」といった感じで取り合ってもらえませんでした。

当時は「美容皮膚科」という言葉も浸透していなくて、「美容外科」と言っていました。全国どこの病院も美容皮膚科を標榜しているところはなかったと思います。

それで一般の皮膚科に入って、まずは皮膚科医としてのキャリアをスタートさせたのですが、機会を見てコツコツと美容医療の勉強を積んできました。東京や大阪の勉強会に参加したり、情報を集めたり。日本にも少しずつ美容医療が取り入れられてきた頃でした。

しばらくして、自分で学んだことをみなさんに紹介したい、美容医療で女性の悩みに応えたいという思いから、開業。私はまだ31歳でしたが、美容医療をやるためには自分で開業するしかなかったのです。

このような、どちらかというとアウェイな状況で美容医療に取り組んできた私からすれば、今は本当にいい時代になったなと思います。

シワやシミ、たるみといったお肌の悩みも驚くほど簡単に改善できるし、手段も本当にいろいろあります。

薄毛治療だって昔はこんなにいろいろ種類がありませんでした。今はいろんな方法や薬品があって、効果も目覚ましいものがあります。

ただ、美容医療というとまだまだ敷居が高い場所のように思われているのも事実です。

でも少なくとも当クリニックの場合は、本当に近所のＯＬさんや主婦の方、70歳、80歳の年配の方もいます。80歳の方でも「シワ取ってちょうだい」と言っていらっしゃいますよ。

ですから本当にみなさんに気軽に来て欲しいと思います。

本文でも何度か述べたように、特に薄毛治療は早ければ早いほど治療効果が高いので、迷っている時間があったらまず受診してほしいと思います。

私もみなさんの美と健康のために、さらに精進し、新しい方法、より良い治療を勉強して、どんどん取り入れていきたいと考えています。

梶田尚美

【参考文献】

『髪をあきらめない人は、３つの生活習慣をもっている：専門医が教える、髪のエイジング対策法』
浜中聡子 著／学研プラス

『育毛のプロが教える髪が増える髪が太くなるすごい方法』
辻 敦哉 著、北垣毅 監修／アスコム

『髪は増える！』
山田佳弘 著／自由国民社

女性《じょせい》の薄毛《うすげ》　美髪《びはつ》バイブル

2019年　7月1日　初版第1刷

著　　者 ―――――― 梶田尚美《かじたなおみ》
発 行 者 ―――――― 坂本桂一
発 行 所 ―――――― 現代書林
〒162-0053　東京都新宿区原町3-61　桂ビル
TEL／代表　03(3205)8384
振替00140-7-42905
http://www.gendaishorin.co.jp/

ブックデザイン＋DTP ―――― 吉崎広明（ベルソグラフィック）
本文イラスト ―――――― にしだきょうこ（ベルソグラフィック）
編集協力 ―――――― 高橋扶美／堺 ひろみ

印刷・製本　㈱シナノパブリッシングプレス
乱丁・落丁本はお取り替えいたします

定価はカバーに
表示してあります。

ISBN978-4-7745-1782-7 C0047